Pablo Romero-Ávila

Desarrollo histórico de la ventilación mecánica

Pablo Romero-Ávila

Desarrollo histórico de la ventilación mecánica

De la Antigüedad a la Era Moderna

Editorial Académica Española

Imprint
Any brand names and product names mentioned in this book are subject to trademark, brand or patent protection and are trademarks or registered trademarks of their respective holders. The use of brand names, product names, common names, trade names, product descriptions etc. even without a particular marking in this work is in no way to be construed to mean that such names may be regarded as unrestricted in respect of trademark and brand protection legislation and could thus be used by anyone.

Cover image: www.ingimage.com

Publisher:
Editorial Académica Española
is a trademark of
International Book Market Service Ltd., member of OmniScriptum Publishing Group
17 Meldrum Street, Beau Bassin 71504, Mauritius
Printed at: see last page
ISBN: 978-620-0-41339-0

Prólogo

La historia de la ventilación mecánica es la historia de la respiración artificial, formando parte por ello de la historia de la resucitación cardiopulmonar. No obstante, el estudio histórico de ambas puede ser separado y estudiado de forma individual.

En base a los diferentes acontecimientos, la historia de la ventilación mecánica se puede dividir en historia antigua e historia reciente, siendo considerada la epidemia de poliomielitis de Copenhague de 1952, junto con su manejo y consecuencias, el punto inicio de la ventilación mecánica moderna. Este hecho marca a su vez una nueva época en la Medicina con la creación de las Unidades de Cuidados Intensivos en los hospitales.

La historia antigua engloba las primeras teorías de la respiración que aparecen en los escritos egipcios, chinos y griegos datados siglos antes del nacimiento de Cristo, de la mano de autores tan celebres como Hipócrates (Cos, 460 a. C.-Tesalia 370 a. C) o Aristóteles (Estagira, 384 a. C. - Calcis, 322 a. C). Posteriormente, hacia el siglo II Galeno (Pérgamo, 129 - Roma, c. 201/216) recogió en su obra los conocimientos anatómicos adquiridos con la disección de animales y afirmó que no diferirían mucho de la anatomía de los seres humanos. Durante la Edad Media no se conocen grandes avances en esta materia, no siendo hasta el Renacimiento cuando empezamos a tener los primeros intentos documentados de sustituir la función mecánica respiratoria de una forma artificial. Desde el Renacimiento hasta el punto considerado como inicio de la ventilación mecánica moderna, la epidemia de poliomielitis de Copenhague, se produjo un gran avance en ventilación mecánica, tanto a nivel de conocimiento teórico como a nivel tecnológico, sobre todo con la llegada de la revolución industrial y la construcción de los primeros respiradores.

La historia moderna de la ventilación mecánica arranca con la apuesta por la ventilación con presión positiva durante la epidemia de poliomielitis de Dinamarca en 1952, al conseguir mejores resultados en términos de morbimortalidad que la ventilación con presión negativa. A partir de aquí comenzaron a desarrollarse nuevos respiradores, tanto ciclados por presión como ciclados por volumen, y se ampliaron las indicaciones para su utilización. En la década de 1970 se desarrollaron diferentes modalidades de ventilación, como la ventilación mecánica intermitente (IMV) y la ventilación mecánica sincronizada intermitente (SIMV). También en esta década se produjo la introducción y generalización del uso de la presión positiva al final de la espiración (PEEP). A partir de los años ochenta tuvo lugar la computarización, la aparición de técnicas alternativas (como la ventilación de alta frecuencia o los métodos de oxigenación-ventilación extracorpóreos), y la aparición de la ventilación mecánica no invasiva (VMNI).

La identificación del potencial daño pulmonar asociado a la ventilación mecánica, reconocido desde los años setenta, determinó el desarrollo de la ventilación de protección pulmonar, cuyas bases quedaron establecidas a partir de la Conferencia de Consenso Internacional celebrada en Toronto, en 1998.

La evolución constante de la ventilación mecánica al servicio de la tecnología durante las dos últimas décadas no la podemos considerar historia, sino presente de esta forma de respiración artificial.

Índice de capítulos

Capítulo 1. Las primeras teorías de la respiración

El acto de respirar es sinónimo de vivir. Ninguna otra función orgánica ha sido tan estrechamente relacionada a la vida, a la enfermedad y a la muerte como la respiración. Por eso no es de extrañar que tan pronto empezó el hombre a estudiar la fisiología del aparato respiratorio iniciara los primeros intentos por lograr una respiración artificial. [1]

Las primeras teorías de la respiración aparecen en escritos de diferentes civilizaciones antiguas como la egipcia, la hebrea o la griega.

2.1.- Egipto

La civilización egipcia comienza su periodo histórico a partir del año 3000 a.C. entre los desiertos de Libia y Arabia, en una región extremadamente fértil correspondiente al valle del Nilo.

En la sociedad egipcia el ejercicio de la medicina correspondió sobre todo a los sacerdotes. Al igual que en otras culturas del mundo antiguo, la medicina caminaba inicialmente por la senda de la magia, el misterio, la superstición y la religión. El médico egipcio consideraba como centro vital la respiración, el aliento, el acto supremo por el que se percibe la vida. El "ka" se incorpora al cuerpo por el acto de respirar a través del aliento, del aire, con lo que se origina la teoría neumática de la enfermedad. Una de las leyendas del antiguo Egipto indica que Isis resucitó a Osiris con el aliento de la vida. Esta información está contenida en el Papiro de Ebers (figura 1), el cual fue fundamental para dar el gran paso en Egipto de la medicina mágica a la no mágica.[2]

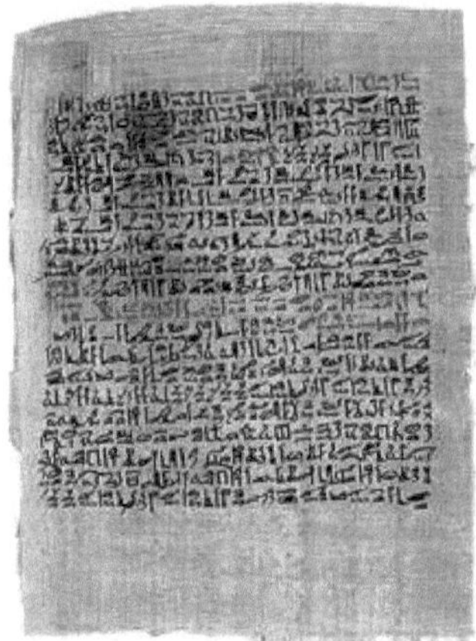

Figura 1. Papiro de Ebers.[a]

En él aparecen consideraciones sobre la vida, la salud y la enfermedad, y se describen patologías específicas y su terapéutica, acompañadas de algún encantamiento. Al mismo tiempo, se ponen de manifiesto los amplios conocimientos anatómicos adquiridos por medio de las disecciones.

2.2.- Israel

La tierra de Canaán, faja costera de influencias múltiples, dio origen a ciudades como Jericó, una de las más antiguas del mundo y asiento de los pueblos de Israel. Los hebreos son el primer pueblo monoteísta donde Dios se convertía en una fuerza abstracta que todo lo puede. La intervención de la religión en la vida cotidiana era total. [2]

---

[a] Imagen de dominio público. Disponible en:https://commons.wikimedia.org/wiki/File:Ebers7766.jpg

La fuente principal de la medicina era el Antiguo Testamento y es aquí, concretamente en el Libro de los Reyes, donde se narra un hecho en el que el profeta Eliseo probablemente realiza una maniobra de resucitación mediante la respiración boca a boca (figura 2).

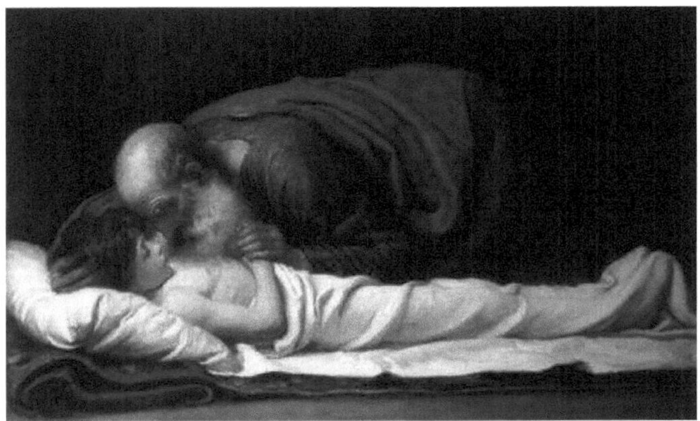

Figura 2. Representación del profeta Eliseo resucitando a un niño muerto.[b]

Se relata que había un niño muerto en una casa, y que al entrar Eliseo cerró la puerta y oró a Jehová, y "después subió, y echóse sobre el niño, poniendo su boca sobre la boca de él, y sus ojos sobre sus ojos, y sus manos sobre las manos suyas; así se tendió sobre él, y calentóse la carne del joven" y "volviéndose luego, paseóse por la casa a una parte y a otra, y después subió, y tendióse sobre él; y el joven estornudó siete veces y abrió sus ojos". "Entonces llamó él a Giezi, y díjole: llama a esta Sunamita. Y él la llamó. Y entrando ella, él le dijo: Toma tu hijo." *Reyes II. En: La Biblia, que contiene los sagrados libros del Antiguo y Nuevo Testamento. Antigua edición de Cipriano*

---

[b] Pintura del inglés Frederic Leighton (1830 – 1896), titulada "Elisha Raising the son of the Shunamite". Obra ubicada en el Leighton House Museum de Londres, y disponible en el siguiente enlace: https://artuk.org/discover/artworks/elisha-raising-the-son-of-the-shunamite-180202#. Créditos de la fotografía: The Royal Borough or Kensington and Chelsea Cultura Service, Leighton House Museum.

de Valera cotejada con diversas traducciones y revisada con arreglo a los originales en hebreo y griego para la Sociedad Bíblica Americana de Nueva York por la Sociedad Bíblica Británica y Extranjera de Londres, 1920:32—35.[3]

2.3.- Grecia

La ruptura de la medicina con la teología se inició con los habitantes de las islas del Mediterráneo oriental, específicamente en Creta. En el mundo griego la actividad divina regía sus creencias. La mayoría de los dioses y héroes del panteón griego tuvieron relación con la salud y la enfermedad, como por ejemplo Quirón, donador de la Salud, o Asclepio, dios de la medicina. Este último contrajo matrimonio con Epione, princesa de Cos, y fruto del matrimonio nació Hygia, diosa de la medicina, y de cuyo nombre derivan palabras como higiene o higienista.[2]

En el mundo griego, la independencia de la enfermedad de las ideas míticas se fue incrementando, dándose entrada al empirismo y la desmitificación, y es aquí en Grecia donde se inició el movimiento más grande del que tiene memoria la medicina universal, el cual no fue en sí mismo un nuevo modo de curar o de evitar las enfermedades, sino simplemente un nuevo sistema de estudiarlas; una creencia, una filosofía para buscar en la naturaleza, en el mecanismo del cuerpo humano, en el mundo material que rodea al hombre, la solución a la enfermedad.[2]

Un hombre llamado Hipócrates de Cos (figura 3) médico y filósofo, fue el principal exponente del rescate de la medicina del campo de la especulación, y comenzó a clasificar los datos acerca de las enfermedades.

Hoy día es considerado el padre de la medicina, y en relación al tema concerniente a la ventilación artificial describió la función de la respiración en el "Tratado del aire", así como el probable primer documento acerca de la canulación orotraqueal para poder ventilar de manera artificial a un ser humano, al señalar que:

"... Se debe introducir una cánula dentro de la tráquea a lo largo de la mandíbula, entonces el aire debe ser guiado hacia los pulmones..." [3]

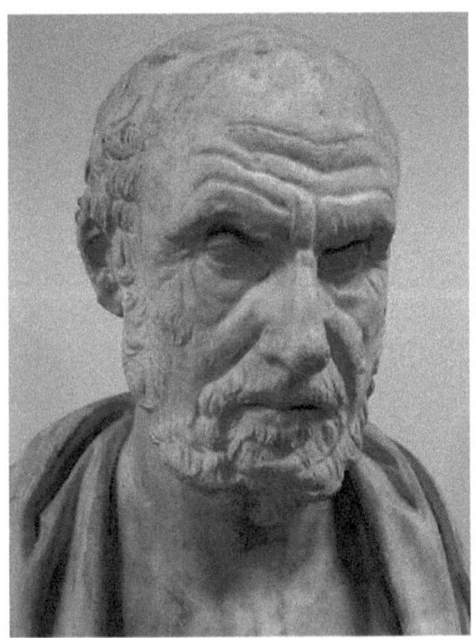

Figura 3. Hipócrates de Cos.[c]

Estas aportaciones ponen de relieve el conocimiento anatómico alcanzado por Hipócrates, así como la consideración de la ventilación como un elemento esencial para el mantenimiento de la vida misma.

La siguiente contribución a las teorías de la respiración, como antecedentes o como bases de la ventilación mecánica, es debida a Galeno (figura 4). Nacido en Pérgamo en el siglo II d.C., es considerado el segundo médico más grande de la historia después de Hipócrates, del que puede considerarse discípulo pues su doctrina sigue la tradición hipocrática.

Galeno jugó un papel relevante en la introducción de la importancia de la estructura (anatomía) a la compresión de la enfermedad. Su conocimiento anatómico procedía de la extrapolación al ser humano de las necropsias que practicaba en varias especies animales, ya que afirmaba que la anatomía era similar, lo que le llevó a cometer grandes errores.

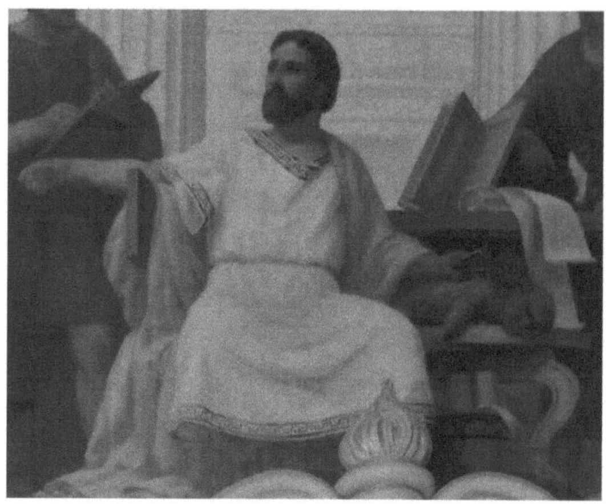

Figura 4. Galeno.[d]

Sin embargo, algunas de sus teorías estaban en lo cierto. Describió el flujo de sangre en el adulto. Galeno afirmó que la sangre corría del lado derecho del corazón a través de los pulmones antes de que fluyera dentro del corazón izquierdo y las arterias, y que no se derivaba directamente desde el lado derecho del corazón al izquierdo por la vía de poros invisibles.[4]

Por otra parte, defendió que la respiración era necesaria para mantener la circulación[5], con la idea de que la función del pulmón era entregar la energía vital para que el corazón latiera. Hacia el año 175 d.C. usó un artefacto

---

[d] Dominio público. Disponible en:
https://commons.wikimedia.org/wiki/File:Claudius_Galenus_(1906)_-_Veloso_Salgado.png

denominado fuelles de fuego, para insuflar aire dentro de los pulmones de un animal muerto. Nos encontramos pues ante un claro ejemplo de intento de respiración artificial o ventilación mecánica.[3]

Con Galeno se cierra un periodo saber científico hasta la llegada del Renacimiento. Durante la Edad Media, definida como un periodo de oscurantismo científico, la religión dominó todos los campos del saber, y la Medicina volvió al campo de la superstición, entendiéndose la enfermedad como un castigo divino consecuencia del pecado. En los monasterios quedó confinado el saber de los antiguos escritos griegos y latinos, de manera que la medicina eclesiástica fue básicamente continuista de la teoría hipocrática y galénica.

Referencias

1.- Salas DA. Breve historia de la ventilación mecánica asistida. Acta académica. 2000: 89-91.

2.- Rico FG, Botella M, Vargas L. Medicina y Teorías de la enfermedad en el Viejo Mundo. La antigüedad remota. Rev Inst Nac Enf Resp. 2001;14(3): 178-95.

3.- Rolando Neri JZ. Historia de la ventilación mecánica. En: Cruz F, Fajardo G, Navarro FP, Carillo R, eds. Ventilación Mecánica. México: Alfil; 2013. p.1-9.

4.- Romero y Huesca A, et al. Galeno de Pérgamo: Pionero en la historia de la ciencia que introduce los fundamentos científicos de la medicina. An Med (Mex). 2011; 56 (4): 218-225.

5.- Slutsky AS. History of Mechanical Ventilation. From Vesalius to Ventilator-induced Lung injury. Am J Respir Crit Care Med. 2015: 191(10): 1106

Capítulo 2. Renacimiento

El renacimiento es un periodo de transición entre la Edad Media y la Edad Moderna que tuvo lugar en Europa durante los siglos XV y XVI. Se caracteriza por un renovado interés en el mundo grecolatino, y por ende en el Humanismo. En contraste con el teocentrismo de la Edad Media, predomina el antropocentrismo, el optimismo, la secularización, la curiosidad científica, la confianza en la razón y la exaltación de la naturaleza de este mundo.

Este contexto permitió un desarrollo cultural y científico no igualado hasta el momento. Artistas, arquitectos, médicos, científicos y muchos otros profesionales dan forma única este período de tiempo.

La medicina fue una parte importante de este desarrollo, y los médicos y cirujanos que habían estado practicando la medicina y la cirugía de la Antigüedad continuaron adelante para comenzar la introducción a la nueva anatomía articulada de Vesalio, la cirugía actualizada de Paré, los avances en la farmacia y remedios, así como los nuevos conceptos de la circulación de la sangre introducida por Harvey y sus contemporáneos.[1]

Dos figuras destacan en este periodo en materia de ventilación artificial. La primera es la del médico suizo Theofrastus Philippus Aureolus Bombastus Von Hohenheim (figura 1), más conocido como Paracelso (1493-1541). Paracelso fue un renovador de la medicina de su época. A través de un fuelle intentó reanimar a un paciente recién fallecido colocando un tubo dentro de la boca e insuflando el aire a través de él. Este es el primer estudio acreditado de ventilación artificial. [2,3]

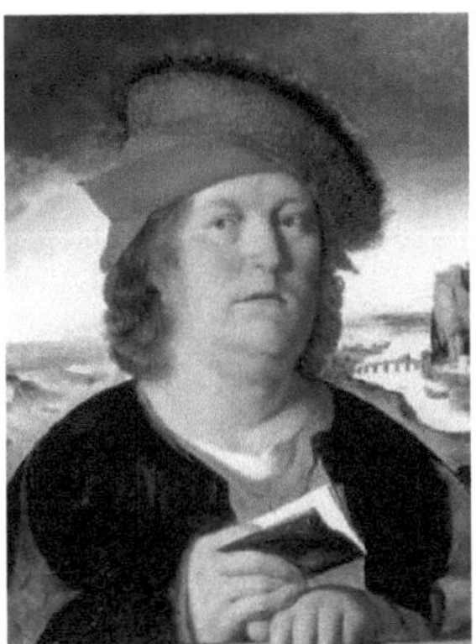

Figura 1. Retrato de Paracelso.[a]

La segunda figura a destacar es la de Andreas Vesalius (Andrés Vesalio, 1541-1564). Vesalio (figura 2) nació en Bruselas en el seno de una familia adinerada, lo cual es un elemento primordial para poder desarrollar su carrera intelectual, ya que en esta época era indispensable ser rico o tener el subsidio de un rico para poder dedicarse al estudio y la investigación.

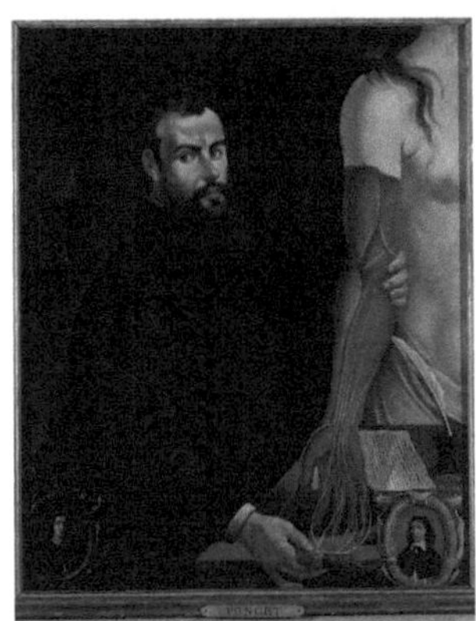

Figura 2. Retrato de Vesalio.[b]

---

[a] Imagen de dominio público. Autor: Quentin Matsys (1466–1530). Disponible en el enlace: https://commons.wikimedia.org/wiki/File:Paracelsus.jpg?uselang=es#filelinks

[b] Imagen de dominio público. Autor Pierre Poncet (1574-1640). Disponible en el enlace: https://commons.wikimedia.org/wiki/File:Andreas_Vesalius-Pierre_Poncet.jpg

Vesalio se convirtió en profesor de anatomía de la Universidad de Padua con 23 años, y se le considera el padre de la anatomía moderna[4]. Llevó a cabo sus estudios a través de la disección de cadáveres humanos y plasmó sus conocimientos en la obra "De humanis corporis fabrica" (Sobre la estructura - fábrica- del cuerpo humano), publicada en 1543.[5] Sus estudios sobre cadáveres le llevaron al enfrentamiento con la Iglesia Católica, y muchos de sus hallazgos contradecían las enseñanzas de Galeno.

En 1555 Vesalio realizó una traqueostomía en un perro que estaba a punto de morir, introduciendo un fragmento de caña a modo de cánula a través de la tráquea y ventilándolo mediante un fuelle. Con ello consiguió ello restablecer el latido cardiaco y mantener con vida al animal un tiempo, describiendo la relación entre la ventilación y la función cardiaca: *"… la vida puede… devolvérsele al animal; se debe intentar abrir la tráquea del animal, dentro de la cual se debe introducir un tubo o caña; se debe entonces soplar dentro de ella, para que los pulmones puedan nuevamente levantarse y así el animal tome aire. Con una suave respiración, en el caso de un animal vivo, los pulmones se hincharán en toda la extensión de la cavidad torácica y el corazón se tornará fuerte… para un pulmón flácido, colapsado, el corazón late ondulado, extraño, contorneante; pero cuando el pulmón es inflado en intervalos el movimiento del corazón y las arterias no se detiene"*.[3]

Las experiencias de Paracelso y Vesalio no tuvieron impacto ni repercusión en el ejercicio de la medicina de la época, probablemente por la influencia de la Iglesia en la sociedad, y fueron olvidadas durante un siglo.

Otros acontecimientos renacentistas relacionados indirectamente con la respiración artificial, y piedra fundamental de las investigaciones futuras acerca de la ventilación mecánica, son los atribuidos a Miguel Servet, Ibn an-Nafis y Realdo Colombo.

Tanto Miguel Servet como Ibn an-Nafis llevaron a cabo trabajos en los que defendían que la mezcla de sangre y aire tenía lugar a nivel pulmonar, y no en el corazón, idea establecida y predominante hasta el momento[3]. Sin embargo, y al igual que lo ocurrido con Paracelso y Vesalio, estas vías de estudio no fueron continuadas y no tuvieron una transcendencia inmediata.

Por otra parte, en 1559 Realdo Colombo, profesor de anatomía y cirujano de la universidad de Padua, publicó en su obra *"De re anatomica"* el procedimiento detallado de la traqueotomía[3], mencionada más de medio siglo después por William Harvey, famoso médico inglés, en su libro "Motu locali animalium". Harvey también dedicó parte de su vida al estudio de la respiración, sin llegar a comprender el fenómeno del intercambio gaseoso. A Harvey se le atribuye la primera descripción correcta de la circulación por todo el cuerpo a través del bombeo del corazón. [3]

La historia de la traqueotomía, vinculada a la historia de la ventilación artificial, no es objeto de este trabajo, por lo que no profundizaremos sobre este tema.

Referencias

1.- Toledo-Pereyra LH. Medical Renaissance. J Invest Surg. 2015; 28 (3):127-30.

2.- Salas DA. Breve historia de la ventilación mecánica asistida. Acta académica. 2000: 89-91.

3.- Rolando Neri JZ. Historia de la ventilación mecánica. En: Cruz F, Fajardo G, Navarro FP, Carillo R, eds. Ventilación Mecánica. México: Alfil; 2013. p.1-9.

4.- Barcat JA. Andrés Vesalio (1514-1564). El genio meteórico. Medicina (Argentina). 2014;74:333-6.

5.- Chopin C. L´histoire de la ventilation mécanique: des machines et des hommes. Réanimation. 2007; 16: 4

Capítulo 3. Siglo XVII: Revolución científica

Continuamos avanzando en la línea del tiempo y llegamos al siglo XVII. Nos encontramos en el inicio del periodo conocido como Revolución Científica.

En la Inglaterra de mediados del siglo XVII, la agitación civil impedía el progreso de los estudios y de las investigaciones. Ante este panorama, un pequeño grupo de notables hombres acordaron retirarse de la escena política para centrar su atención en el proceso de la investigación científica, llevando a cabo experimentos para comprobar y compartir teorías e hipótesis, naciendo de esta forma la "Royal Society of London". La primera publicación, llamada Journal Book, la llevaron a cabo el 5 de diciembre de 1660, y entre los firmantes se encontraba Robert Boyle (1627 – 1691).

Robert Boyle nació en Londres. Fue un eminente químico, físico, inventor y filósofo natural, y a través de sus experimentos demostró que la vida de un animal, al igual que la combustión de una vela, era sustentada por el aire.

En 1664, en la Royal Society, el Dr. Croune demostró que podía revivir a un periquito ahogado[1]. Entre los presentes a esta demostración se encontraba Robert Hooke (1635 – 1703), astrónomo, arquitecto y biólogo londinense al que le debemos el término "célula" para la descripción de los organismos biológicos, y que en aquel momento era el director de experimentación de la Royal Society.

Tres años más tarde, Hooke llevó a cabo otro experimento que fue reportado en el *"Philosophical Transactions"* con el *título "An account of an experiment made by M.Hook of Preserving Animals alive by Blowing trhough their lungs with Bellows"* (figura 1).[2]

En dicha comunicación Hooke señaló que se podía prescindir de los movimientos respiratorios para mantener vivo a un perro con el tórax abierto, sin costillas, diafragma ni pericardio, manteniendo la ventilación con aire fresco conectando la tráquea del perro a través de un tubo a un fuelle y dejando salir el aire pinchando la superficie del pulmón[3]. Se trata de un experimento similar al realizado por Vesalio un siglo antes, y fue muy importante para evidenciar que los movimientos de la respiración y del corazón eran independientes.[4]

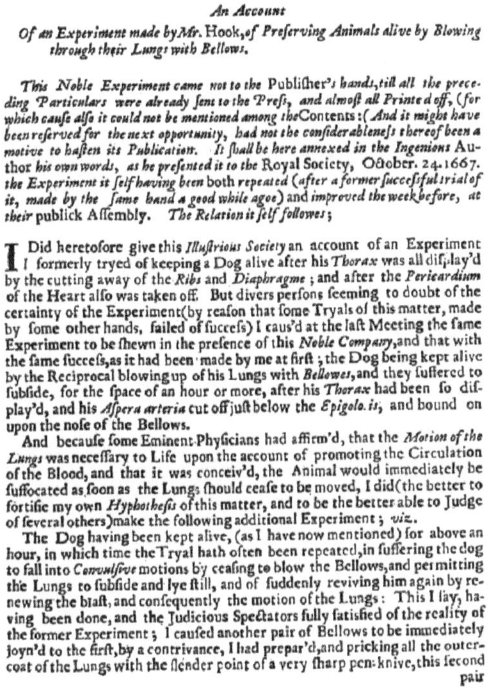

An Account

Of an Experiment made by Mr. Hook, *of Preferving Animals alive by Blowing through their Lungs with Bellows.*

This Noble Experiment came not to the Publisher's *hands, till all the preceding Particulars were already fent to the Prefs, and almoft all Printed off, (for which caufe alfo it could not be mentioned among the* Contents :(*And it might have been referved for the next opportunity, had not the confiderablenefs thereof been a motive to haften its Publication. It fhall be here annexed in the Ingenious* Author *his own words, as he prefented it to the* Royal Society, October. 24. 1667. *the Experiment it felf having been* both repeated (*after a former fuccefsful trial of it, made by the fame hand a good while agoe*) and *improved the week before, at their* publick Affembly. *The Relation it felf followes;*

I Did heretofore give this *Illuftrious Society* an account of an Experiment I formerly tryed of keeping a Dog alive after his *Thorax* was all difplay'd by the cutting away of the *Ribs* and *Diaphragme*; and after the *Pericardium* of the Heart alfo was taken off. But divers perfons feeming to doubt of the certainty of the Experiment (by reafon that fome Tryals of this matter, made by fome other hands, failed of fuccefs) I caus'd at the laft Meeting the fame Experiment to be fhewn in the prefence of this *Noble Company*, and that with the fame fuccefs, as it had been made by me at firft; the Dog being kept alive by the Reciprocal blowing up of his Lungs with *Bellowes*, and they fuffered to fubfide, for the fpace of an hour or more, after his *Thorax* had been fo difplay'd, and his *Afpera arteria* cut off juft below the *Epigolo. is*, and bound on upon the nofe of the Bellows.

And becaufe fome Eminent Phyficians had affirm'd, that the *Motion of the Lungs* was neceffary to Life upon the account of promoting the Circulation of the Blood, and that it was conceiv'd, the Animal would immediately be fuffocated as foon as the Lungs fhould ceafe to be moved, I did (the better to fortifie my own *Hyphothefis* of this matter, and to be the better able to Judge of feveral others) make the following additional Experiment; *viz.*

The Dog having been kept alive, (as I have now mentioned) for above an hour, in which time the Tryal hath often been repeated, in fuffering the dog to fall into *Convulfive* motions by ceafing to blow the Bellows, and permitting the Lungs to fubfide and lye ftill, and of fuddenly reviving him again by renewing the blaft, and confequently the motion of the Lungs: This I lay, having been done, and the Judicious Spectators fully fatisfied of the reality of the former Experiment; I caufed another pair of Bellows to be immediately joyn'd to the firft, by a contrivance, I had prepar'd, and pricking all the outer-coat of the Lungs with the flender point of a very fharp pen-knive, this fecond
pair

Figura 1. Artículo de Robert Hooke en Philosofical Transactions.[a]

Durante esta época varios personajes dedicaron parte de su trabajo al estudio del intercambio gaseoso. Richard Lower (1631 – 1691), científico inglés

---

doctorado en medicina en Oxford en 1665 y miembro de la Royal Society, centró sus investigaciones en torno a la función cardiopulmonar y la transfusión sanguínea. Lower (figura 2) fue el primero en transfundir sangre directamente y señaló que la diferencia de color entre la sangre venosa y la sangre arterial era debida al contacto de esta con el aire en los pulmones.[5]

John Mayow (1640 – 1679), otro químico y filósofo inglés alumno de Boyle y perteneciente a la Royal Society desde 1678, realizó diversos estudios sobre los gases aplicando sus resultados a la respiración e indicando que el enrojecimiento de la sangre venosa ocurría porque algo era extraído del aire, aproximándose de esta forma a la concepción del intercambio gaseoso entre el aire y la sangre que ocurre en la respiración. Mayow (figura 3) creía que el aire "abandonaba sus espíritus nitroaéreos y se llevaba los vapores producidos por la sangre".[1]

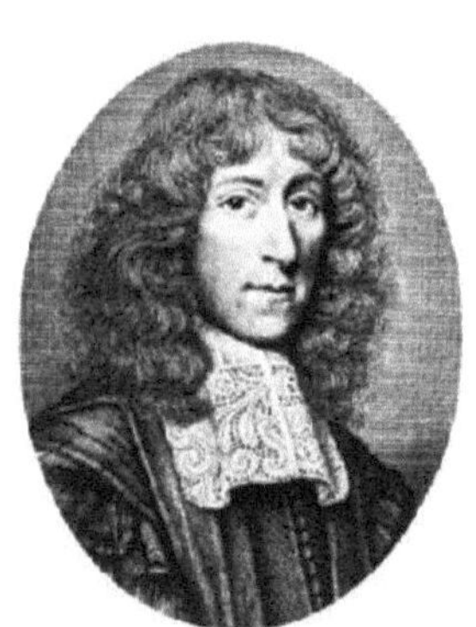
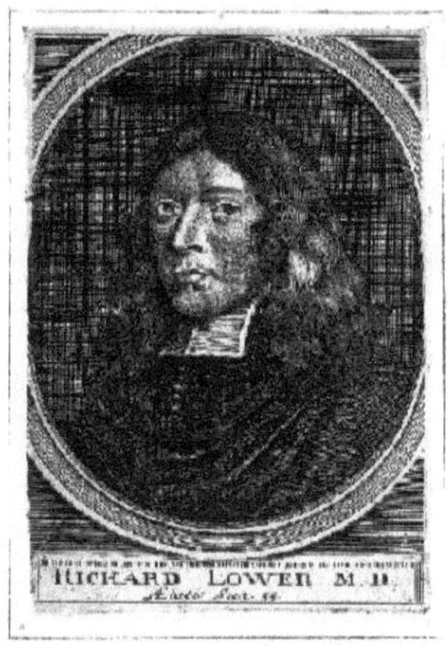

Figura 2. Richard Lower (derecha) y John Mayow (izquierda).[b]

Referencias

1.- Rolando Neri JZ. Historia de la ventilación mecánica. En: Cruz F, Fajardo G, Navarro FP, Carillo R, eds. Ventilación Mecánica. México: Alfil; 2013. p.1-9.

2.- Hooke R. An account of an experiment made by Mr. Hooke, of preserving animals alive by blowing through their lungs with bellows. Phil Trans.1667. 2:539--540.

3.- Baskett TF. Robert Hooke and the origins of artificial respiration. Resuscitation. 2004;60:125-7.

4.- Slutsky AS. History of Mechanical Ventilation. From Vesalius to Ventilator-induced Lung injury. Am J Respir Crit Care Med. 2015; 191(10): 1106-15.

5.- Fastag E, Varon J, Sternbach G. Richar Lower: the origins of blood transfusión. J Emerg Med. 2013; 44(6): 1146-5

Capítulo 4. Siglo XVIII: Ilustración y ciencia racionalista

El movimiento científico conocido como revolución científica e iniciado a finales del siglo XVI e inicios del siglo XVII continuó y se incrementó en el siglo XVIII. Los recursos provenientes de las colonias americanas y asiáticas hicieron que mejorasen las condiciones de vida, principalmente para las clases medias y altas, lo que brindó una situación propicia para el desarrollo del estudio y de la investigación. Se produjeron notables avances en matemáticas, física, química y técnica que culminaron en la Revolución Industrial a mediados del siglo XVIII, primero en Gran Bretaña, y posteriormente en la Europa Continental. La transformación tecnológica tuvo su impacto en la medicina y sus diferentes ramas, entre ellas, la respiración artificial.

Hasta este momento, los avances en ventilación mecánica de los que hemos tratado se han llevado a cabo en el campo de la experimentación animal.

En 1740, la *Académie des Sciences*, de París aleccionó que la respiración boca a boca era el método más adecuado para restablecer a las personas aparentemente ahogadas.

La primera experiencia reportada de restablecimiento humano a través del boca a boca la hizo en 1744 un cirujano escocés: William Tossach[1]. En noviembre de 1732 James Blair fue rescatado de un incendio en una mina de carbón (figura 1). Tossach escribió que *" no había el menor pulso en el corazón ni en las arterias, y no se observaban síntomas de respiración. Así que estaba aparentemente muerto… Apliqué mi boca a la suya, y exhalé mi aliento tan fuerte como pude, levantando el pecho del minero plenamente con esta maniobra; y de inmediato sentí seis o siete latidos muy rápidos del corazón"* [2,3].

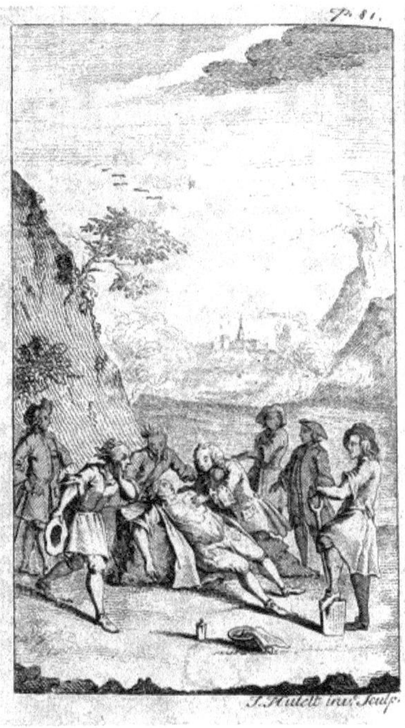

Figura 1. Pintura "Resucitación William Tossach.[a]

Por otra parte, durante esta época se describieron las primeras experiencias sobre la intubación endotraqueal en humanos. En 1754, Benjamin Pugh (1715 – 1798) relató sus experiencias en la resucitación neonatal mediante el boca a boca, y a través de la colocación de un tubo endotraqueal insertado a ciegas, a través del cual llevaba a cabo la maniobra de insuflación boca-tubo.[4]

En 1763 William Smellie (1697 – 1763) (figura 2), obstetra escocés, describió la intubación laríngea en un recién nacido, logrando colocar un tubo de metal flexible en la tráquea por vía oral, y ventilándolo a través de su aliento para producir los movimientos respiratorios[5]: *"En el año 1749, asistí a una mujer en trabajo de parto. El niño venía de pies y el cordón umbilical estaba enrollado en el brazo. Por la pulsación de las arterias del cordón sabía que estaba vivo; Pero encontré dificultad en extraer la cabeza, necesitando un gran tiempo antes de conseguirlo, de manera que las pulsaciones cesaron y el niño parecía muerto después de todo el esfuerzo realizado. Sin embargo, insuflé sus pulmones soplando a través de una sonda, y el niño dio un suspiro, de manera que repetí la insuflación en varios intervalos, hasta que el niño empezó a respirar; y se recuperó ciertamente"* [6].

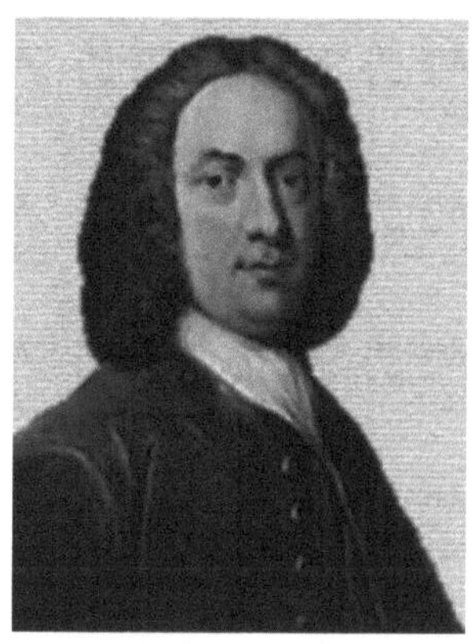

Figura 2. William Smellie.[b]

Más tarde, en 1772, John Fothergill (1712 – 1780) sustituyó la técnica de soplar el aire por la de emplear un fuelle[7]. Fothergill, (figura 3) nacido en Richmond, Yorkshire (Inglaterra), en marzo de 1712, se doctoró en medicina en la Universidad de Edimburgo en 1736, centrando sus estudios en el campo de la neurología. Su obra titulada "a painful afection of the face" (Sobre una afección dolorosa de la cara) publicada en 1765 fue la primera descripción de la neuralgia del trigémino.[8]

En su tratado sobre la resucitación de personas aparentemente muertas sugirió que la inflación boca a boca en los pulmones de las víctimas podría ser preferible al uso fuelle, ya que "los pulmones de un hombre pueden soportar, sin sufrir lesiones, la fuerza más grande que otro hombre sea capaz de ejercer, la cual no puede ser determinada por el uso de fuelles".

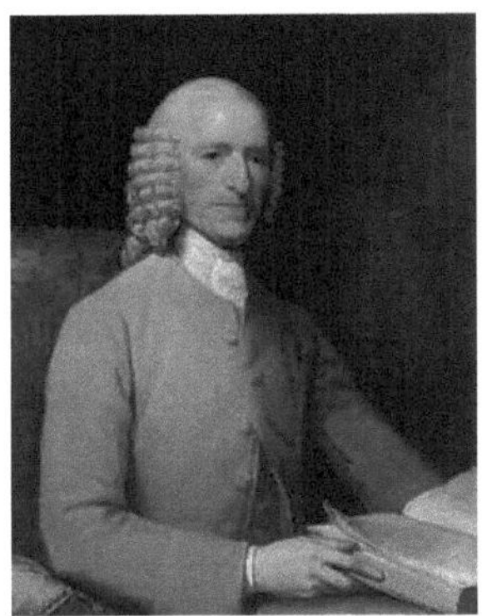

Figura 3. John Fothergill.[c]

Esta advertencia en contra del uso de fuelles, sugerida probablemente por el riesgo de fugas producidas por las altas presiones, puede ser considerada como la primera manifestación reconocida de lesión pulmonar inducida por la ventilación (VILI en inglés), llamada actualmente barotrauma.[9]

El descubrimiento del dióxido de carbono por parte de Black en 1754 y del oxígeno por parte de Priestley, Lavoisier y Scheele de forma independiente en

---

1774, relegaron la respiración boca a boca a un segundo plano, ya que se creía que el aire exhalado era deficiente en oxígeno al haber sido procesado en los pulmones de otra persona, tomando más protagonismo la ventilación con presión positiva, primero con fuelles y después con pistones.[10,11]

En este sentido, John Hunter (1728 – 1793, figura 4) cirujano inglés pionero de los trasplantes y la investigación médica, desarrolló un sistema de doble vía que permitía la entrada de aire fresco por una de ellas y la salida de aire exhalado o "bad air" por la otra. Este modelo desarrollado inicialmente para la experimentación en animales en 1775, fue adaptado para su empleo en pacientes humanos en 1782 por la Royal Society.

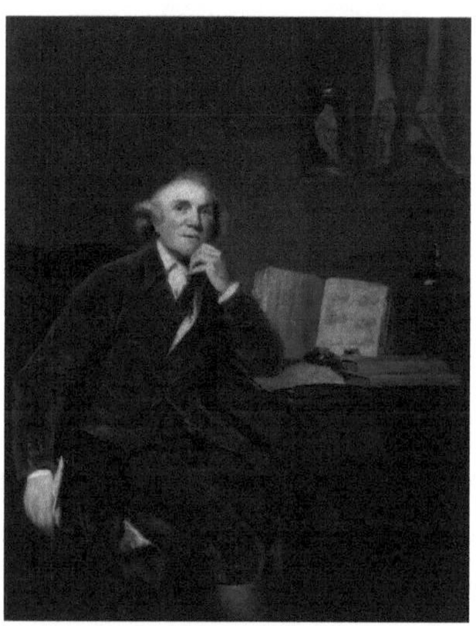

Figura 4. John Hunter.[d]

Hunter también recomendó el uso de la presión con los dedos sobre la laringe para prevenir que el estómago y los intestinos fueran distendidos por el aire

[d] Autor: John Jackson. Dominio público. Disponible en el enlace:
https://commons.wikimedia.org/wiki/File:John_Hunter_by_John_Jackson.jpg

administrado. Esta maniobra precedió a la descripción atribuida a Sellick 200 años después.[10,12]

Por otra parte, hay que destacar que durante este periodo se desarrollaron en Europa diferentes Sociedades Humanas en el ámbito de la resucitación cardiopulmonar. Uno de los pioneros en este campo fue Charles Kite (1768 – 1811), cirujano inglés miembro de la London Humane Society, quien elaboró un Kit de resucitación (figura 5) incidiendo en la importancia de los aparatos y artículos portables que podían ser requeridos en estas situaciones.

A Kite se le considera el inventor del primer desfibrilador (figura 6) - las primeras máquinas generadoras de electricidad habían sido desarrolladas en 1705 por Hawksbee -, y en el campo de la ventilación mecánica incorporó dos mejoras importantes al sistema ventilatorio diseñado por Hunter: colocó a los fuelles un sistema de válvulas de paso y los construyó de un volumen de aire de 500 ml aproximadamente, muy cercano al volumen corriente medio.[13,14]

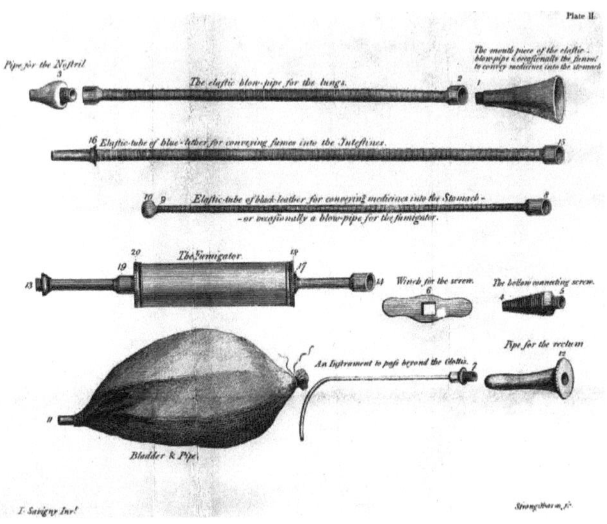

Figura 5. Kit de resucitación de Kite.[e]

Con la incorporación de la limitación en el volumen corriente nos encontramos ante el primer dispositivo volumétrico de la historia.

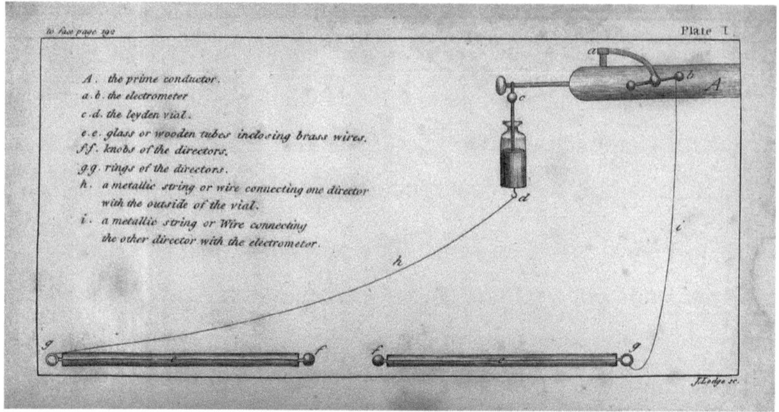

Figura 6. Desfibrilador de Kite.[f]

En 1780 François Chaussier (1746 – 1828), obstetra francés, basándose en su experiencia hospitalaria dio una visión única de la reanimación en un entorno controlado. Chaussier era de los que consideraba que la ventilación boca a boca podía resultar nociva y recomendaba el empleo de oxígeno en el recién nacido. Además, inventó un aparato con una bolsa reservorio y una mascarilla facial con un sistema de sellado para compensar la pérdida de aire cuando se ventilaba con fuelles a través de la boca (figura 7).

La máscara, fabricada de cuero, cubría la boca, nariz y barbilla, y se conectaba a través de un grifo a la bolsa reservorio que podía contener aire u oxígeno. El sistema de sellado consistía en una cinta o parche adhesivo. El sistema era portátil, listo para usar, y tenía todos los elementos de los sistemas de

---

[f] Dominio público. Créditos: CC BY 4.0. Disponible en el enlace: https://commons.wikimedia.org/wiki/File:Electrical_apparatus_from_18th_century;_from_Charles_Kite._Wellcome_L0014216.jpg

ventilación portátiles modernos. Como factor limitante de la técnica de ventilación extraglótica señaló la distensión gástrica, abogando por la intubación como primera opción siempre que fuera posible.[4,15]

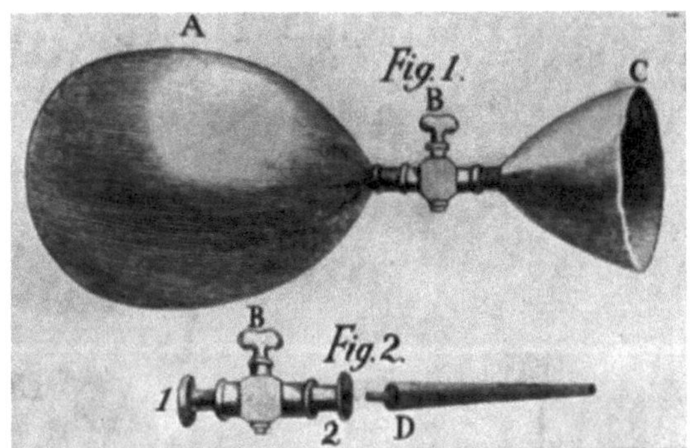

Figura 7. Sistema de insuflación de Chaussier con bolsa y máscara.[g]

El siguiente avance tecnológico consistente en la sustitución de fuelles por un sistema pistón-cilindro fue debido a Hans Courtois entre 1789-1790. Este nuevo sistema tuvo una gran acogida y su uso se fue extendiendo, incorporándose más adelante en los sistemas de ventilación por presión negativa.

Los avances en ventilación con presión positiva trajeron consigo una serie de complicaciones asociadas como fueron el manejo inadecuado de las secreciones y las infecciones asociadas.[7,14]

Referencias

1.- Baker AB. Artificial respiration, the history of an idea. Med His. 1971; 15(4): 336-51.

2.- Trubuhovich RV. History of mouth to mouth rescue breathing. Part 1. Crit Care Resusc. 2005;7:250-7.

3.- Jonas A, Joel D, Joshua M. Cardiopulmonary resuscitation: history, current practice, and future direction. Circulation. 2006;114(25):2839-49.

---

[g] Reproducido de Mushin WW, Rendell-Baker L. The principles of Thoracic Anaesthesia. Past and Present. Oxord: Blackwell Scientific Publications; 1953. Libro de dominio público, disponible en: https://archive.org/details/in.ernet.dli.2015.550369/page/n65/mode/2up

4.- Matiac A. An Anesthesiologist´s Perspective on the History of Basic Airway Management. The "Preanectesic" Era -1700 to 1846. Anesthesiology. 2016; 124(2): 301-11.

5.- O´Donnel CP, Gibson AT, Davis PG. Piching, electrocution, ravens´breaks, and positive pressure ventilation: a brief history of neonatal resuscitation. Arch Dis Child Fetal Neonatal Ed 2006; 91: 369-73.

6.- Dunn PM. Dr William Smellie (1697-1763), the master of British midwifery. Arch Dis Child Fetal Neonatal Ed 1995; 72(1): 77-8.

7.- Salas DA. Breve historia de la ventilación mecánica asistida. Acta académica. 2000: 89-91.

8.- Jefferson M. Dr. John Fothergill, Physician and Humanist. Brit Med J. 1996; 2: 637-9.

9.- Whitehead T, Slutsky AS. The pulmonary physician in critical care · 7: Ventilator induced lung injury. Thorax. 2002; 57(7): 635-42.

10.- Rolando Neri JZ. Historia de la ventilación mecánica. En: Cruz F, Fajardo G, Navarro FP, Carillo R, eds. Ventilación Mecánica. México: Alfil; 2013. p.1-9.

11.- Slutsky AS. History of Mechanical Ventilation. From Vesalius to Ventilator-induced Lung injury. Am J Respir Crit Care Med. 2015; 191(10): 1106-15.

12.- Wilson et al. Mechanical Ventilation. En: Wilson WC, Grande CM, Hoyt DB, editores. Trauma: Critical Care. Vol 2. 1ª ed. Estados Unidos: CRC Press; 2007.p.505-24.

13.- Alzaga AG, Varon J, Baskett P. The resuscitation greats. Charles Kite: The clinical epidemiology of sudden cardiac death and the origin of the early desfibrilator. Resuscitation. 2005;64(1): 7-12.

14.- Iglesias NR. Antecedentes históricos, conceptuales y contextuales sobre ventilación mecánica artificial y el proceso de destete. Mediciego. 2011;17(1).

15.- Price JL. The evolution of breathing machines. Med Hist. 1962 Jan; 6(1): 67-7

Capítulo 5. Siglo XIX: La medicina moderna

El siglo XIX se caracteriza por dos elementos fundamentales: la ciencia y la industria (figura 1). Ambos constituyen el motor del progreso dibujando en el horizonte un futuro necesariamente mejor. Pero, esta industria y esta ciencia difieren de la del siglo XVIII. La industria se vio potenciada tanto por la aparición de nuevas tecnologías (a destacar la máquina de vapor) como por el surgimiento del capitalismo industrial y burgués, que determinaron la organización racional del trabajo, el capital fijo y el cálculo seguro de los beneficios según Max Weber. La ciencia, por su parte, es una ciencia positiva que encuentra en la industria su principal lugar de aplicación.

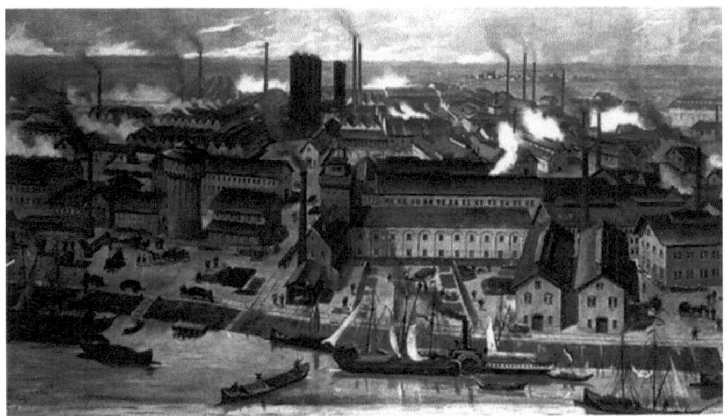

Figura 1. Segunda Revolución Industrial. Siglo XIX.[a]

En el ámbito de la medicina, la aparición del término "científico" se incorporó como elemento fundamental de la misma, estableciéndose la medicina científica como corriente principal de conocimiento y práctica médica. El siglo

[a] Dominio público. Disponible en el enlace:
https://commons.wikimedia.org/wiki/File:BASF_Werk_Ludwigshafen_1881.JPG

XIX fue un siglo de abundante producción médica, es el siglo de la patología celular de Virchow, de la teoría infecciosa de Koch, de la teoría microbiológica de Pasteur, es el siglo de la teoría de la evolución de Darwin, de la cirugía y de la fisiología y, como no podía ser de otra forma, la ventilación mecánica también se vio envuelta en la aparición de nuevos avances con el desarrollo de la industria[1]. A todo ello hay que sumar la incorporación de Estados Unidos como lugar de producción científica.

Durante los primeros años del siglo XIX, las dudas en cuanto a la seguridad de la respiración por presión positiva fueron aumentando, ya que el incremento en el uso de la misma dio lugar a la aparición de algunos casos de muerte por neumotórax.

Estas dudas pasaron a ser evidencias en 1827 con los trabajos de Leroy (figura 2). Jean Jacques Joseph Leroy d´Etiolles (1798-1860) fue un médico francés, pionero en el campo de la litotricia, al que se le atribuye el descubrimiento del barotraumatismo producido por la ventilación con presión positiva.[2,3]

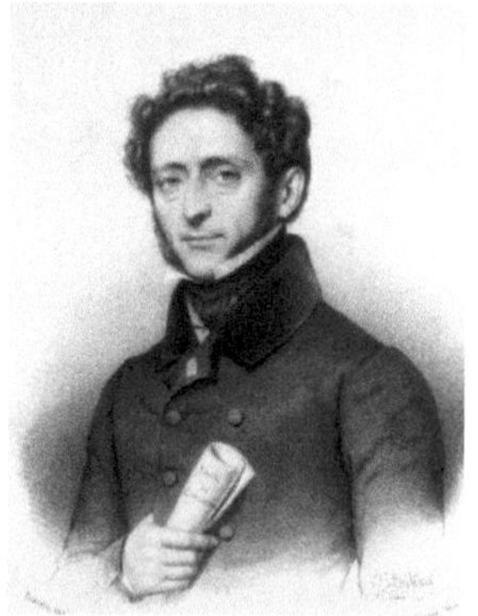

Figura 2. Leroy d´Etiolles.[b]

Leroy demostró experimentalmente en animales que la ventilación con presión positiva podía provocar la ruptura del alveolo, causando enfisema y neumotórax a tensión con fatales resultados[4,5]: *"A través de un tubo de traqueotomía de 2,25 mm de diámetro, insufla fuertemente dos tercios de la capacidad vital pulmonar en los pulmones de un conejo. En 20 segundos el conejo convulsiona, haciendo esfuerzos por respirar y muriendo en un minuto. En la autopsia, los pulmones están colapsados con manchas de sangre".*[2,3]

Leroy no se quedó en la mera descripción del problema, sino que trató de ponerle solución al mismo. Por una parte, desarrolló un fuelle con una válvula de alivio de presión y una escala graduada en edades para limitar el volumen de aire insuflado, basándose en modelos experimentales de porcino (figura 3). Por otra parte, diseñó un sistema de vendaje compresivo del tórax y abdomen (figura 4), para la realización de la ventilación con presión positiva.[3,5]

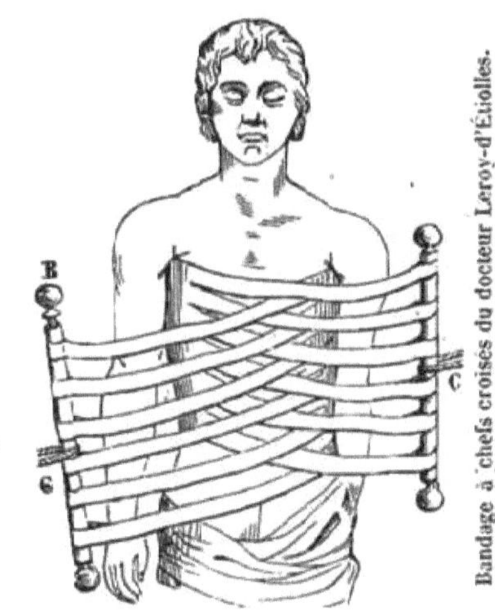

Figura 3. Vendaje compresivo de Leroy.[c]

No obstante, los problemas relacionados con la ventilación con presión positiva y los avances en el conocimiento de la fisiología pulmonar limitaron el progreso de este tipo de ventilación, centrándose las investigaciones científicas en el desarrollo de los sistemas de ventilación de presión negativa.

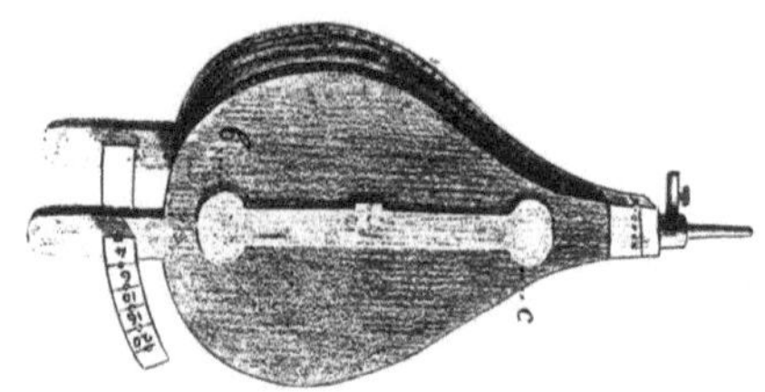

Figura 4. Fuelle con limitación de volumen y presión de Leroy.[d]

Estos sistemas se convirtieron en los dispositivos más importantes de ventilación mecánica durante siglo XIX. Su funcionamiento era similar en todos ellos: el cuerpo del paciente se colocaba dentro de una cámara más o menos hermética, con la cabeza fuera de la misma, y en el interior de la cámara se aplicaba una presión negativa que provocaba la expansión del tórax. Posteriormente al retornar de nuevo la presión atmosférica se producía la espiración.[6]

La primera descripción de este ventilador de tipo tanque fue la realizada por el médico escocés John Dalziel en 1838. En el ventilador de Dalziel el paciente se mantenía en posición sentada y la presión negativa era generada por unos fuelles que se encontraban en el interior de la caja pero que se manejaban desde el exterior a través de un sistema de pistones y una válvula unidireccional.[6,7]

Posteriormente en 1864, Alfred E. Jones, de Lexington (Kentucky, EEUU), patentó el primer "tank respirator" en América[8] (figura 5). El modelo era muy parecido al descrito por Dalziel, pero Jones, envuelto en el espíritu comercial norteamericano de la época, vendió su producto como una auténtica panacea afirmando que *"…curaba la parálisis, la neuralgia, la debilidad seminal, el asma, la bronquitis y la dispepsia. También la soredera… y cuando se aplica juiciosamente, muchas otras enfermedades pueden curarse.*[9,10]

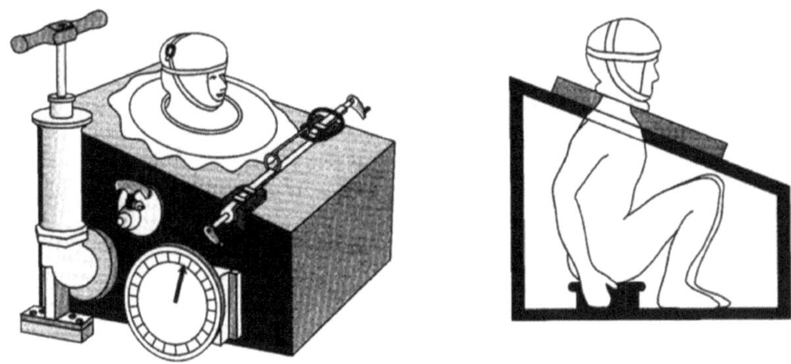

Figura 5. Respirador tipo tanque de Alfred Jones.[e]

Una década más tarde Eugène Woillez (1811 – 1882), médico francés, construyó un pulmón artificial al que llamó "Spirophore" (figura 6) y lo presentó en París en 1876. Se considera el prototipo de pulmón de acero.

Este pulmón estaba compuesto por un cilindro donde se introducía al paciente acostado, con la cabeza fuera apoyada en un soporte. A nivel del cuello se colocaba un manguito de goma a modo de sellado para que el habitáculo quedara estanco.

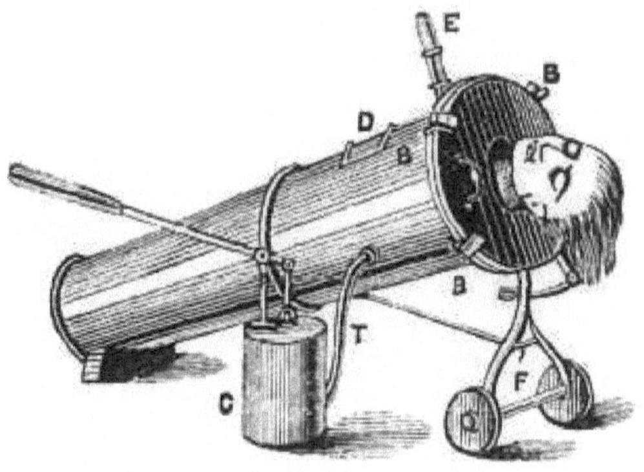

Figura 6. Spirophore de Woillez, París, 1876.[f]

Al igual que en los anteriores dispositivos, la presión negativa se conseguía desde el exterior mediante un fuelle de manejo manual.[11] Una peculiaridad de este aparato consistía en una barra ligera que se apoyaba en el esternón del paciente y que permitía comprobar visualmente la expansión del tórax. El "spirophore", a pesar de ser un barorespirador realmente útil para la ventilación asistida, que incluso se recomendó en pacientes víctimas de ahogamiento del rio Sena, nunca se llegó a aplicar al resultar demasiado cara la construcción y el mantenimiento de varios ejemplares para este propósito.[6]

Durante los siguientes 50 años se diseñaron numerosos dispositivos para la ventilación por presión negativa. En 1880, Louis Waldenburg (1813 – 1881), médico alemán, introdujo el primer respirador de tipo coraza. Este respirador funcionaba bajo el mismo principio que los respiradores de tipo tanque, pero

---

[f] Reproducido de referencia 11. Documento de dominio público, disponible en el enlace: https://gallica.bnf.fr/ark:/12148/bpt6k9693002h/f11.image.texteImage.

cubriendo solamente el tórax y no el cuerpo entero como lo hacían los respiradores tipo tanque.[12,13]

En 1887, Charles Breuillard, médico de París, patentó un tipo de respirador al que llamó "bath cabinet" (figura 7). Se trataba de un aparato poco práctico, el cual precisaba de la colaboración del propio paciente al tener que operar este con una válvula para cambiar alternativamente entre vacío durante la inhalación y liberación de la presión atmosférica durante la exhalación.

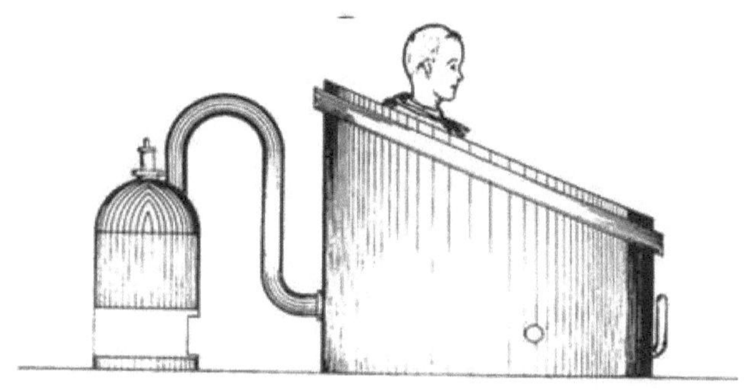

Figura 7. Bath Cabine de Breuillard.[9]

Esto requería de antemano que el paciente estuviese consciente, por lo que no podía conciliar el sueño. La principal novedad era que por primera vez la fuente de vacío era proporcionada por un eyector de corriente alimentado por una caldera de vapor, llamada lámpara de alcohol, en vez de manualmente.[14]

En 1889 Egon Braun, médico de Viena, ideó un "resucitador infantil" consistente en una caja en la cual se colocaba un pequeño molde de yeso que se ajustaba al cuerpo de un niño, con un diafragma de goma a modo de sello alrededor de la cabeza, dejando la boca y la nariz expuestas al aire (figura 8)

---

[9] Imagen de dominio público, disponible en:
https://ia803004.us.archive.org/35/items/TheEvolutionOfIronLungsrespiratorsOfTheBody-encasingType/JhEmersonHistoryOfTheIronLung.pdf

A través de un tubo en la base de la caja el operador podía soplar con fuerza haciendo compresión en el pecho y provocando la salida del aire de los pulmones del bebe, para posteriormente el retroceso del pecho generar una presión negativa a modo de succión permitiendo la inspiración. Esta maniobra debía ser repetida 20-30 veces por minuto.[15,16]

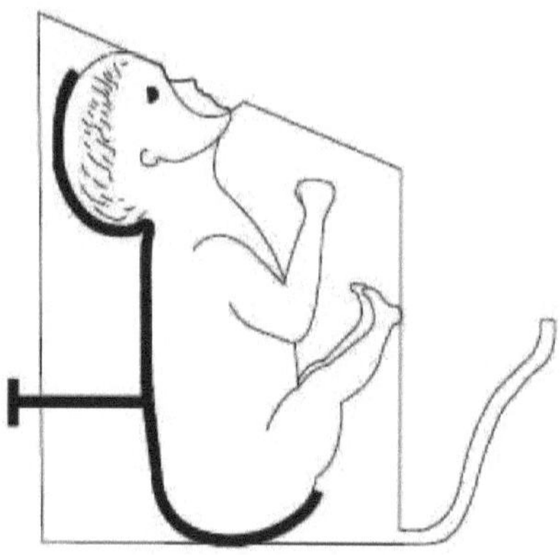

Figura 8. Resucitador de Braun.[h]

En el mismo año O.W. Doe, en Estados Unidos, empleó el respirador de tipo tanque descrito por Braun, pero con una pequeña modificación: la única zona expuesta al aire era la boca. Doe reportó un trabajo con 50 casos exitosos en recién nacidos en los que la maniobra de ventilación era llevada a cabo por voluntarios.[5,15,16]

Estamos terminando el siglo XIX y es preciso señalar que, a pesar de que este siglo se caracteriza fundamentalmente por el desarrollo de la ventilación con presión negativa, en la ventilación con presión positiva también se produjeron algunos avances. Además, los instrumentos o materiales relacionados con el

---

[h] Imagen de dominio público. Disponible en:
https://ia803004.us.archive.org/35/items/TheEvolutionOfIronLungsrespiratorsOfTheBody-encasingType/JhEmersonHistoryOfTheIronLung.pdf

proceso de la ventilación como las sondas traqueales, cánulas de traqueostomía, dispositivos de intubación, etc. también se vieron perfeccionados. Por otra parte, el procedimiento quirúrgico de la traqueostomía era ya ampliamente usado en todo el mundo, considerándose a Armand Trousseau como el padre de esta cirugía. Por ello, antes de entrar de lleno en el siglo XX vamos a tratar de forma breve estos acontecimientos.

En 1878 Paul Bert (1833 – 1886), zoólogo y fisiólogo francés alumno de Claude Bernard (1813 – 1878), realizó sus estudios sobre el contenido de oxígeno y dióxido de carbono en la sangre mediante del análisis sanguíneo de animales con parálisis respiratoria provocada a través de un curare, y sometidos a ventilación mecánica por medio de un tubo de traqueostomía. Bert regulaba el volumen corriente a través de un fuelle y demostró que la hiperventilación disminuía la concentración de dióxido de carbono y aumentaba la concentración de oxígeno en sangre.[4,6]

Un año más tarde, en 1879, Henry Pickering Bowditch (1840 – 1911) describió un ventilador ciclado por volumen para estudios con animales.[6,12]

En 1887 George Fell (1849 – 1918), médico de origen canadiense establecido en Buffalo (EEUU), desarrolló de manera exitosa un aparato de ventilación (figuras 9 y 10) consistente en un fuelle de mano conectado a un tubo de traqueotomía o mascarilla facial, a través del cual regulaba el flujo de aire mediante una válvula, aplicándolo fundamentalmente a pacientes con parálisis respiratoria por sobredosis de opiáceos.[17,18]

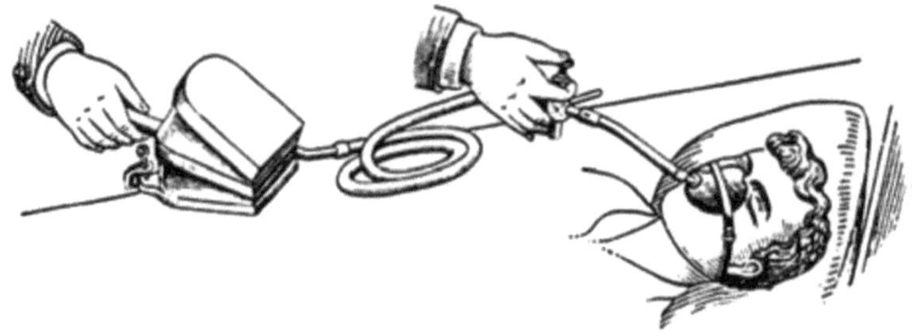

Figura 9. Aparato de ventilación de Fell usando mascarilla facial. [i]

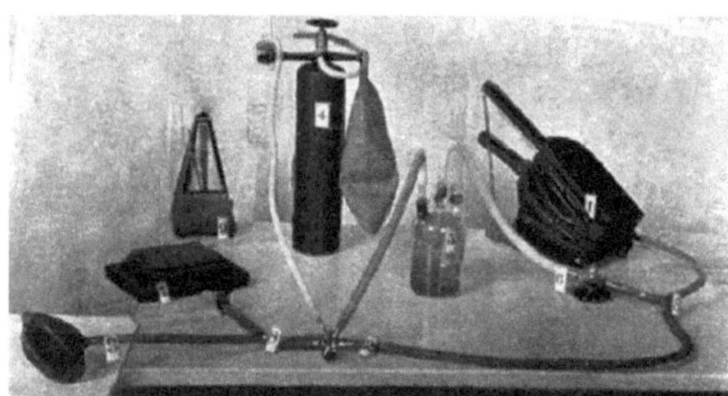

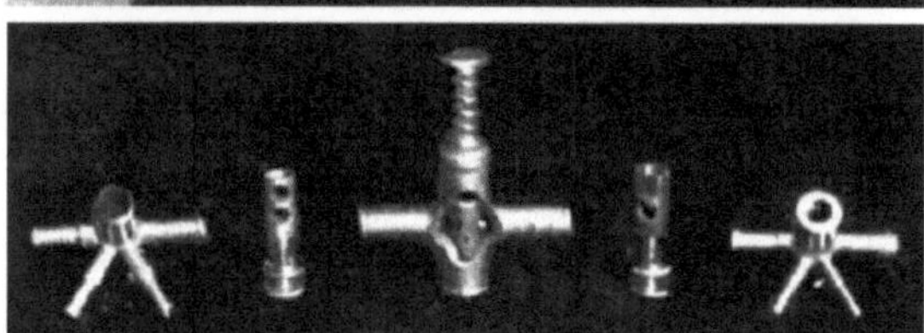

Figura 10. Aparato de ventilación de Fell.[j]

---

[i] Dominio público, disponible en:

https://archive.org/details/in.ernet.dli.2015.550369/page/n71/mode/2up

[j] Reproducido de referencia 18. Documento de dominio público disponible en el enlace:

https://babel.hathitrust.org/cgi/pt?id=hvd.32044103003455&view=1up&seq=592.

Posteriormente, Joseph O´Dwyer (1841 – 1898), pediatra y cirujano estadounidense, modificó el ventilador de Fell (figura 11) para su uso en pacientes con crup afectados de difteria usando un fuelle manejado con el pie conectado a un tubo translaríngeo.[5,19]

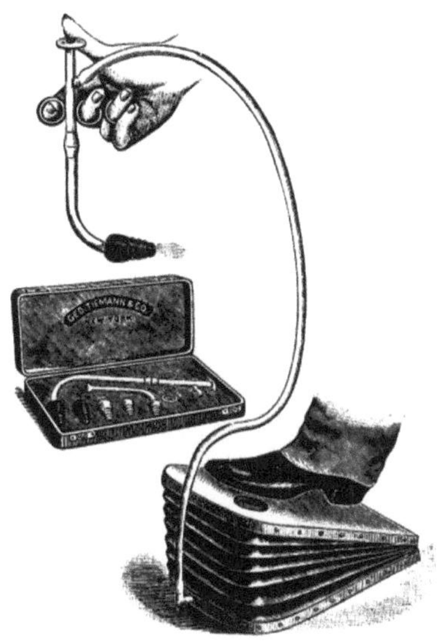

Figura 11. Aparato de ventilación de Fell - O´Dwyer.[k]

Los avances en materia de ventilación mecánica fueron poco a poco despertando el interés de los cirujanos para su incorporación a nivel intraoperatorio, de manera que estos respiradores traspasaron el ámbito de la reanimación y de la aplicación en enfermedades respiratorias. Así, en 1896, los cirujanos franceses Théodore-Marin Tuffier (1857-1929) y Louis Hallion (1862-1940) reportaron en París la realización de una resección parcial

---

[k] Documento de dominio público, disponible en:
https://archive.org/details/in.ernet.dli.2015.550369/page/n71/mode/2up

pulmonar en un paciente intubado por palpación con sistema de no reinhalación.[20]

Dos años más tarde Rudolph Matas (1860 – 1957), prestigioso cirujano de Nueva Orleans, modificó el ventilador de Fell-O´Dwyer para poder administrar anestesia a través del tubo laríngeo completando con éxito una resección de la pared torácica (figura 12). La inserción de este aparato en la tráquea se realizaba por palpación. Entre 1898 y 1900 Matas realizó varias modificaciones más como fueron la inclusión de un cono para la instilación del tubo laríngeo, de un pezón conectado a una fuente de aire comprimido y la de una cánula que proporcionaba flujo de gas inspiratorio cuando el puerto espiratorio estaba cubierto por el pulgar del operador.[21]

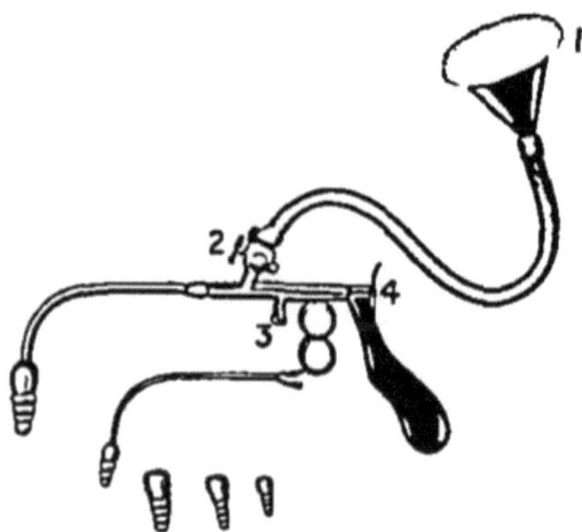

Figura 12. Modificación de Matas del aparato de Fell – O´Dwyer[i]

En cuanto al desarrollo del material relacionado con la vía aérea e intubación endotraqueal, hay que decir que hasta casi finales del siglo XIX se empleaban tubos metálicos o flexometálicos curvos que se introducían en la tráquea por varios métodos: en 1785 Charles Kite y, posteriormente Curry en 1792,

[i] Documento de dominio público, disponible en:
https://archive.org/details/in.ernet.dli.2015.550369/page/n71/mode/2up

describieron la manera de realizar esta técnica valiéndose del tacto. Cuatro años más tarde, Johan Daniel Herholdt (1764 – 1836) y Carl Gottlob Rafn (1769 – 1808) describieron la técnica de intubación a ciegas en víctimas de ahogamiento. Posteriormente a comienzos del siglo XIX, concretamente en 1814, Desault describió por primera vez la intubación nasotraqueal. En 1871 Friedrich Trendelemburg (1844 – 1924) usó el primer manguito de neumotaponamiento, y en 1878 William Macewen (1848 – 1924), colocó una sonda rígida de la boca a la tráquea guiándose por el tacto.[22]

Un avance transcendental se produjo en 1895 con la invención por parte de Alfred Kirstein (1863 – 1922) del autoscope, el primer laringoscopio de visión directa.[23]

Hasta ese momento, la visión de las cuerdas vocales se realizaba de forma indirecta a través de espéculos. El autoscope original estaba constituido por un esofagoscopio y un electroscopio (figura 13), y la maniobra de laringoscopia, así como la posición del paciente, muy similares a las empleadas en la actualidad.[24]

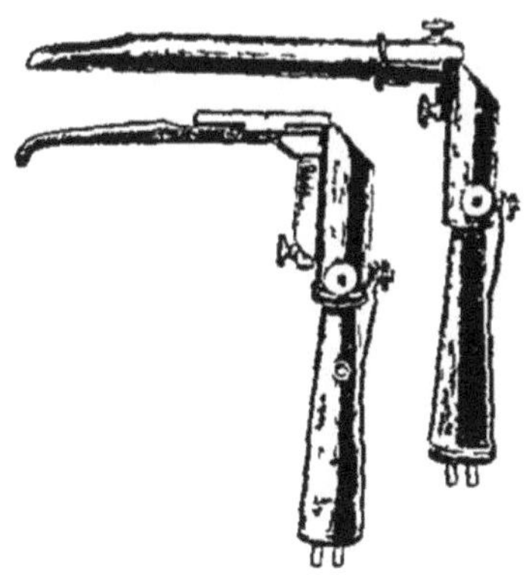

Figura 13. Auscope de Kirstein (1895).[m]

[m] Dominio público. Disponible en el enlace:
https://archive.org/details/in.ernet.dli.2015.550369/page/n149/mode/2up

Posteriormente este laringoscopio inicial sería modificado por el propio Kirstein y por Chevarlier Jackson (1865 – 1958) a principios del siglo XX (figura 14), quien contribuyó a la divulgación de las técnicas endoscópicas para la intubación translaríngea.[25]

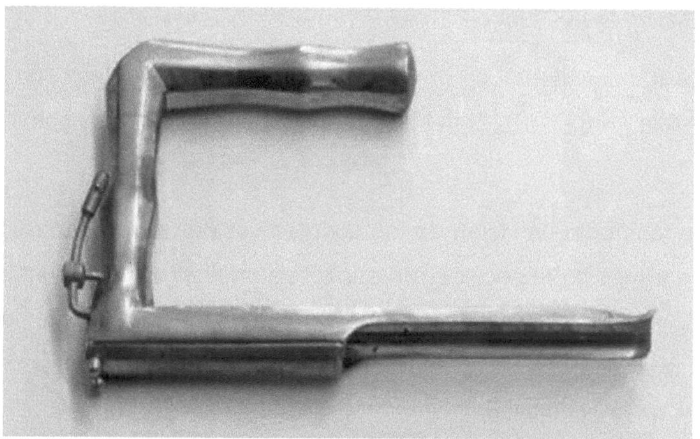

Figura 14. Laringoscopio de Jackson.[n]

Las modificaciones del laringoscopio de Jackson fueron encaminadas a una mejor ergonomía de las manos y a la inclusión de iluminación distal.[25]

Con esto damos por finalizado el siglo XIX y nos adentramos en el siglo XX, el cual durante la etapa inicial presenta un marcado carácter continuista de los trabajos desarrollados en el siglo anterior.

---

[n] Imagen cortesía del Museo de Historia de la Anestesia Geoffrey Kaye, Melbourne, Australia. Objeto de registro número 4525. Reproducido con permiso

Referencias

1.- Martí F. Medicina en el Siglo XIX. En Martí F editor. La Epopeya de la Medicina. 1ª ed. Disponible en: http://www.librosmaravillosos.com/laepopeyadelamedicina/index.html#capitulo11

2.- Leroy-d'Étiolles JJJ. Recherches sur l'asphyxie. Journal de physiologie. 1827;7: 45-65.

3.- Club de l´Histoire de l´Anesthésie et de la Réanimation. [sede web]. Hauts-de-France, Roubaix: CHAR; 1999-2019 [acceso el 3 de diciembre de 2019]. Ventilation artificielle: Leroy d´Étiolles. Disponible en: https://char-fr.net/Ventilation-artificielle-Leroy-d.html

4.- Chopin C. L´histoire de la ventilation mécanique: des machines et des hommes. Réanimation. 2007 (16): 4-12.

5.- Price JL. The evolution of breathing machines. Med Hist. 1962 Jan; 6(1): 67-72.

6.- Yano R, Gonzalo JA, Fernández M. Historia de la ventilación mecánica. En González A, Gonzalo JA, Del Blanco A, Coordinadores. Manual de ventilación mecánica en medicina intensiva, anestesia y urgencias. Oviedo: Imprenta Gofer; 2005: p.1-9.

7.- Kacmarek R. The Mechanical Ventilator: Past, Present, and Future. Resp Care. 2011; 56(8): 1170-80.

8.- Rodriguez GA. Historia de la ventilación mecánica. Medicina Intensiva. 2012;29(1)

9.- Slutsky AS. History of Mechanical Ventilation. From Vesalius to Ventilator-induced Lung injury. Am J Respir Crit Care Med. 2015;191(10): 1106-15.

10.- Jones AF, inventor; Improvement in vacuum apparatus for treating diseases. U.S. patent 44,198 A. September 13, 1864. Disponible en: https://patents.google.com/patent/US44198A/en

11.- Woillez EJ. Du spirophore, appareil de sauvetage pour le traitement de l'asphyxie, et principalement de l'asphyxie des noyés et des nouveau-nés (communication à l'Académie de Médecine le 20 juin 1876): Bulletin de l´Académie de Médecine, Paris, tome V, 1876, 611-2

12.- Baker AB. Artificial respiration, the history of an idea. Med His. 1971 Oct; 15(4): 336-51.

13.- Rolando Neri JZ. Historia de la ventilación mecánica. En: Cruz F, Fajardo G, Navarro FP, Carillo R, eds. Ventilación Mecánica. México: Alfil; 2013. p.1-9.

14.- Emerson JH. Some Reflections on Iron Lungs and Other Inventions. Resp Care. 1998; 43(7): 573-82.

15.- Corrado A, Gorini M, Villella G, De Paola E. Negative pressure ventilation in the treatment of acute respiratory failure: and old noninvasive technique reconsidered. Eur Respir J. 1996; 9: 1531-44.

16.- Braun N. Negative Pressure Noninvasive Ventilation (NPNIV): History, Rationale, and Application. En Basner RC, Parthasarathy S, editores. Nocturnal Non-Invasive Ventilation. Theroy, Evidence, and Clinical Practice. EEUU: Springer; 2015.p. 27-36.

17.- Trubuhovich RV. 19th century pioneers of intensive therapy in Noth America. Part 1: George Edward Fell. Crit Care Resuc. 2007;9:377-93.

18.- Fell GE. Artificial respiration. Forced respiration, with comments on the cabinet methods of Sauerbruch, Meyer, and others; also a new method in thoracic surgery. Surg Gynec Obstet. 1910; 10: 572-82.

19.- Sperati G, Felisati D. Bouchut, O´Dwyer and laryngeal intubation in patients with croup. Acta Otorhinolaryngol Ital. 2007;27:320-3.

20.- Tuffier T, Hallion L. Operations intrathoraciques avec respiration artificielle par insufflation. C R Soc Biol. 1896;48:951-4.

21.- Somerson JS, Sicilia MR. Historical perspectives on the development and use of mechanical ventilation. AANA J. 1992;60(1):83-94.

22.- Madrid V, Charco R, Company J, Valdivia M, Alcalá J, Sánchez-Gómez et al. Vía aérea e intubación endotraqueal. En Torres LM editor. Tratado de Anestesia y Reanimación. España: Arán; 2001.p.1575-627.

23.- Reinhard M, Eberhardt E. [Alfred Kirstein (1863-1922) - pioneer in direct laryngoscopy]. Anasthesiol Intensivmed Notfallmed Schmerzther. 1995;30(4):240-6.

24.- Burkle CM, Zepeda FA, Bacon DR, Rose SH. A Historical Perspective on Use of the Laryngoscope as a Tool in Anesthesiology. Anesthesiology. 2004;100:1003-6.

25.- Zeitels SM. Chevalier Jackson´s Contributions to Direct Laryngoscopy. J Voice. 1998;12(1):1-6.

Capítulo 6. Siglo XX: El siglo de la ventilación mecánica moderna

El siglo XX es el siglo de la revolución tecnológica. A pesar de que situamos el nacimiento de la ciencia moderna en el siglo XVII, es a lo largo del siglo XX cuando la investigación y la aplicación técnica del conocimiento científico se desarrollaron a un ritmo tan acelerado que condujo a la transformación radical de los seres humanos. A la pregunta ¿cuál ha sido el invento más transcendental, el más sorprendente del siglo XX? la electricidad, la luz, es la respuesta más generalizada entre quienes vivieron el desarrollo del siglo XX.

Durante el siglo XX la producción científica fue tan abundante que necesitaríamos una enciclopedia para poder abarcarla. Como hitos más importantes en el campo de la medicina podríamos citar el descubrimiento de la penicilina por Alexander Fleming en 1928, el desarrollo de las vacunas que se inició en el siglo XIX tras los trabajos de Pasteur, el desarrollo de la genética con el descubrimiento de la estructura del ADN, y el perfeccionamiento de los métodos anticonceptivos y prevención de las enfermedades de transmisión sexual.

En otros campos de la ciencia podríamos citar la invención de las aeronaves, el desarrollo de la electrónica, la energía nuclear o atómica, la conquista espacial, el desarrollo de los medios de comunicación, la teoría de la relatividad de Einstein y la teoría del Big Bang.

En materia de ventilación mecánica, el siglo XX podemos dividirlo en dos etapas: una etapa anterior a la epidemia de poliomielitis de Copenhague en 1952 y una etapa posterior a dicha epidemia.

6.1.- Etapa inicial

En 1896 Édouard (Quénu 1852 – 1933) y Longuet descubrieron que en relación al proceso de ventilación lo importante era mantener una diferencia de presión entre el alveolo y el aire ambiente. Este objetivo se podía alcanzar de dos formas: bien disminuyendo la presión extratorácica, con lo que la presión intrapulmonar se mantendría igual y sería necesario intervenir en un relativo vacío, o bien Incrementando la presión intrabronquial.[1] Por ello, durante la primera mitad del siglo XX además de los aparatos de ventilación por presión positiva y negativa aparecieron las cámaras de vacío.

El primer ventilador del siglo XX fue un ventilador de tipo coraza desarrollado por el médico húngaro Rudoplh Eisenmenger (1871 – 1946) en 1901. Los ventiladores de tipo coraza cubrían el tórax del paciente y, en ocasiones también el abdomen, generando una presión negativa que facilitaba la inspiración y posteriormente una presión positiva que ayudaba a la espiración (figura 1).

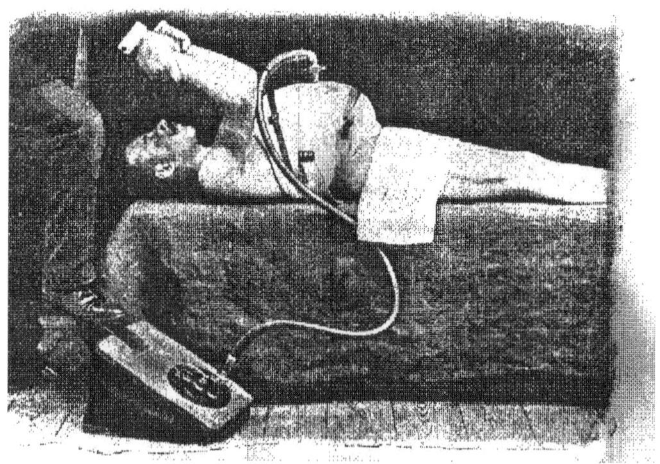

Figura 1. Ventilador tipo coraza de Eisenmenger con fuelle manejado por pies.[a]

---

[a] Dominio público. Disponible en el enlace: https://www.medfam.ro/rudolf-eisenmenger-1871-1946/

La peculiaridad del ventilador de Eisenmenger es que era portable, lo que facilitaba la asistencia de pacientes intoxicados o con dificultad cardiorrespiratoria en el lugar de los hechos. Más tarde en, 1904 Eisenmenger patentó un ventilador con el nombre de "Biomotor", en el que reemplazó los fuelles manejados por el pie por un motor.[1,2]

Además, el Biomotor presentaba una coraza que cubría solo el abdomen. La ventaja de estos dispositivos tipo coraza venía determinada por la mejor accesibilidad al paciente por parte de la enfermería, así como el menor peso y tamaño.[1]

En el mismo año, en 1904, un médico alemán llamado Ernest Ferdinand Sauerbruch presentó en el Congreso de la Sociedad Alemana de Cirugía celebrado en Berlín su cámara de presión negativa.[3]

Esta cámara de presión (figura 2) consistía en una habitación en la que se creaba una presión negativa de forma continua. En el interior de la habitación se colocaba al paciente, el cual presentaba la cabeza fuera de la misma a través de una apertura. El abdomen y las extremidades inferiores estaban introducidos en un saco conectado a la presión atmosférica del exterior, previniendo de esta forma que la sangre quedara acumulada en el abdomen y en los miembros inferiores y causara lo que en la época se conocía como "tank shock". La estanqueidad quedaba asegurada a través de un collar que se ajustaba al cuello del paciente. La cámara era lo suficientemente larga como para que en su interior se coloran los cirujanos con el equipo quirúrgico.[1,4,5]

La presión negativa generada producía un efecto de succión creando una presión subatmosférica similar a la presión pleural (-10 mmHg). Bajo estas condiciones los pulmones se podían expandir durante la toracotomía y el paciente podía seguir respirando espontáneamente bajo los efectos de la anestesia.

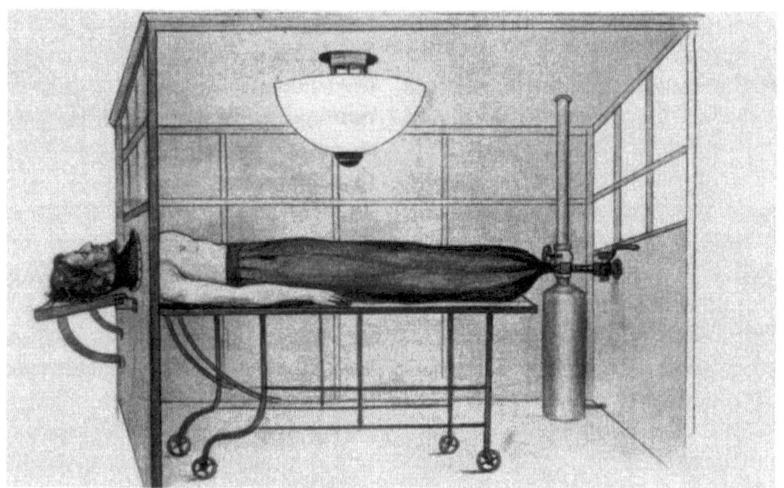

Figura 2. Cámara de presión negativa de Sauerbruch.[b]

Esta cámara fue empleada por muchos cirujanos europeos hasta los años 30, no teniendo tanta aceptación en Estados Unidos. La cámara neumática presentaba varios problemas clínicos: era muy calurosa, era pequeña para poder moverse en ella, la comunicación con el anestesista, el cual se encontraba fuera, era dificultosa y además el procedimiento no era capaz de proporcionar un adecuado intercambio gaseoso.[6]

Probablemente su aceptación fue debida a que la intubación orotraqueal no estaba muy extendida y era el único método disponible para llevar a cabo este tipo de cirugías.

Podemos señalar aquí que en la primera década del siglo XX un cirujano de Kassel llamado Franz Khun (1866 – 1929) diseñó y perfeccionó un tubo anillado metálico y flexible para la intubación endotraqueal, al que en 1910

George Dorrance (1877 – 1949) añadió un balón inflable a modo de neumotaponamiento.[1]

Un año más tarde, en 1905, Ludolf Brauer (1885 – 1951) propuso la idea de aplicar ventilación positiva sin intubar al paciente. Esta idea no era del todo original ya que, en 1878, un médico llamado Max Joseph Oertel (1835 – 1897) había presentado una teoría similar. El casco o cabina de Brauer (figura 3) consistía en una cámara en la que se introducía la cabeza del paciente generando una presión positiva continua que sería transmitida a los pulmones durante la inspiración. [1,4,7]

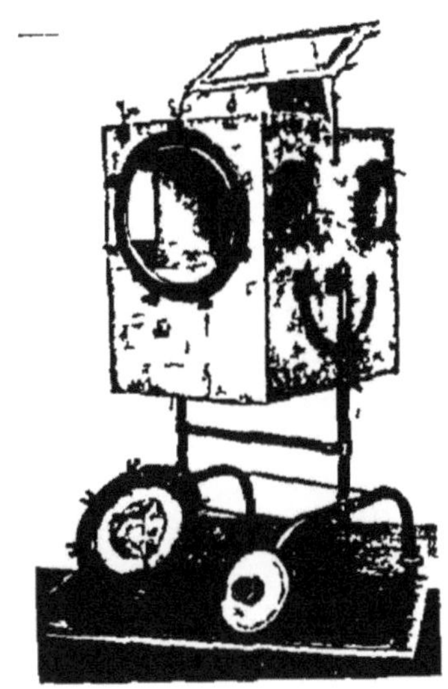

Figura 3. Aparato de presión positiva de Brauer.[c]

Este método era muy parecido a la actual CPAP, pero el equipamiento era más complicado y costoso. El anestesiólogo no tenía acceso a la cabeza del paciente, y no era muy práctico en la oxigenación ni en la eliminación del

---

[c] Imagen de dominio público. Disponible en el enlace:
https://archive.org/details/in.ernet.dli.2015.550369/page/n79/mode/2up

dióxido de carbono.[7] No obstante, serviría de base para otros dispositivos que veremos a continuación.

En 1907 el ingeniero alemán Heinrich Dräger obtuvo la patente del "pulmotor original" (figura 4). Heinrich Dräger (1847 – 1907) relató en sus memorias que durante un viaje al extranjero recogió ideas para resucitar a personas intoxicadas por gas y las puso en práctica en el pulmotor. Heinrich Dräger imaginaba un aparato de ventilación alimentado por una botella de aire comprimido donde el aumento de presión en el interior del circuito inspiratorio accionara un sistema de bielas inteligentes movidas por un fuelle que cortaba la llegada de aire a más de 20 cmH2O permitiendo la espiración. El patrón de ventilación se controló con un movimiento modificado con un disco de levas.[8,9]

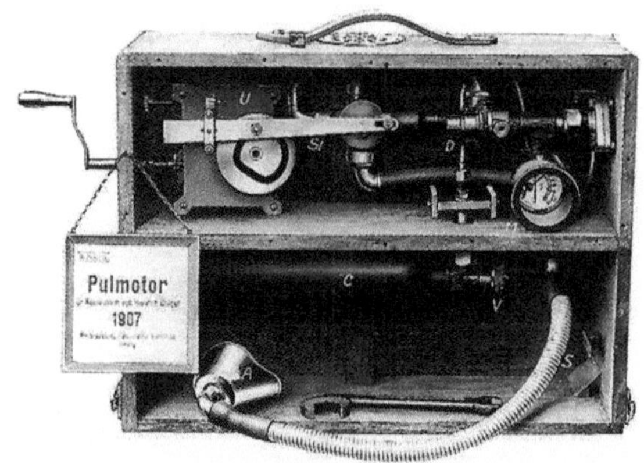

Figura 4. Pulmotor de Dräger.[d]

Para Heinrich Dräger, la función fisiológica que debía sustituirse era el movimiento regular de los pulmones con un patrón de tiempo constante. Por lo tanto, seleccionó un principio técnico para el ventilador, con el cual garantizó

---

[d] Imagen de dominio público. Disponible en: https://commons.wikimedia.org/wiki/File:Drager-Pulmotor.jpg

una duración constante de la inhalación y de la exhalación durante la ventilación artificial.[9]

Dicho en términos actuales, la ventilación se controlaba mediante tiempo, por lo que el Pulmotor es considerado como el ancestro de todos los ventiladores modernos[8], y es que durante los primeros años del siglo XX los ventiladores que se desarrollaron estuvieron más enfocados en el ciclado por presión que en el ciclado por tiempo.[9]

El Pulmotor original presentaba dos problemas fundamentales: la reinhalación y la no adaptación al patrón respiratorio del paciente debido al control rígido del tiempo inspiratorio y espiratorio. Estos problemas fueron resueltos por el hijo de Heinrich Dräger, Bernhard, y por el ingeniero de la empresa Dräger Hans Schröder, quienes incorporaron por una parte un sistema de doble vía para la inhalación y la exhalación respectivamente, y por otra parte desarrollaron el nuevo ventilador bajo el control del ciclado por presión; los dispositivos de ventilación controlados por presión se hicieron más sólidos, fiables y precisos y la empresa Dräger adaptó este principio a su Pulmotor evolucionado.[9]

En el ámbito de la ventilación por presión negativa, en 1908 Peter Lord, de Worcester –EEUU-, trató de solventar el problema de la accesibilidad al paciente por parte del personal de enfermería patentando lo que él denominó "respirator room", una habitación con función de respirador, en la que el paciente permanecía en su interior con la cabeza fuera de la misma (figura 5). Dentro de la habitación, unos pistones enormes generaban los cambios de presión que determinaban la entrada y salida del aire de los pulmones.

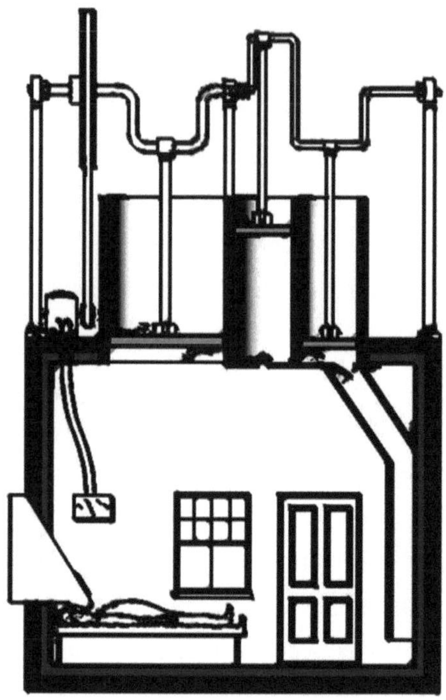

Figura 5. Respirator Room.[e]

El paciente a su vez estaba conectado a una manguera que proporcionaba aire fresco del exterior de la habitación. El habitáculo disponía de una puerta para que el personal médico pudiese entrar en la habitación para el cuidado del paciente.[10]

La solución de Lord era extremadamente cara por el espacio que ocupaba y por la maquinaria empleada, de manera que más tarde, en 1928, James Wilson desarrolló una sala de ventilación en la que múltiples pacientes podían ser tratados. Este tipo de habitaciones fueron utilizadas en el Hospital Infantil de Boston durante varias epidemias.[10]

---

[e] Imagen de dominio público. Disponible en el enlace:
https://ia803004.us.archive.org/35/items/TheEvolutionOfIronLungsrespiratorsOfTheBody-encasingType/JhEmersonHistoryOfTheIronLung.pdf

Entre 1909 y 1910 dos cirujanos estadounidenses, Natan W. Green (1871-1955) y Henry H. Janeway (1873-1921), adaptaron el invento de Brauer para la aplicación de presión positiva en la vía aérea. Convencidos de las claras ventajas que ofrecía la ventilación controlada, construyeron una maquina funcional para cirugía torácica (figura 6). Esta máquina consistía en una cámara donde se introducía la cabeza y sobre la que se aplicaba presión positiva. Incorporaba a la máquina de Brauer una válvula que producía fluctuaciones rítmicas de presión e introducía una corriente de gas en la cámara de la cabeza aumentando la presión de la cabina.[6]

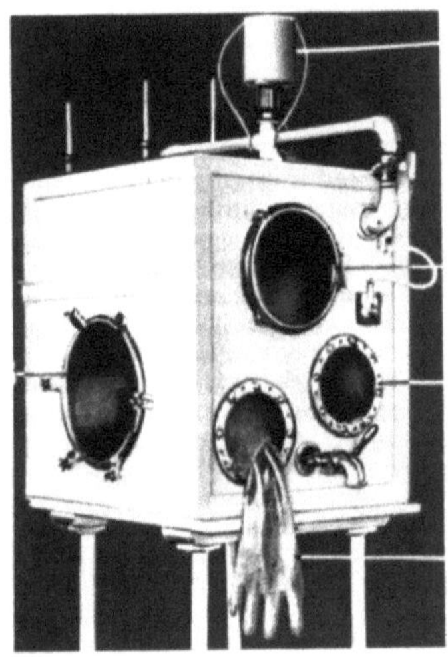

Figura 6. Aparato de insuflación rítmica de Green & Janeway.[f]

Conforme el paciente respiraba contra la presión positiva creada en la vía aérea producida por la corriente de gas, el movimiento diafragmático del

[f] Imagen de dominio público. Disponible en el enlace:
https://foocus.com/wp-content/uploads/2018/08/The-Fascinating-History-of-Mechanical-Ventilation.pdf

paciente era eliminado, haciendo que el paciente entrara en apnea. Una vez que la actividad respiratoria espontánea había sido abolida satisfactoriamente, una válvula contenida en el interior del sistema se abría a intervalos regulados, reduciéndose la presión en el interior de la cabina a nivel de la presión atmosférica. La frecuencia respiratoria y la relación inspiración/espiración podían ser controlados en una amplia gama de valores. Esto supuso un logro significativo ya que al eliminar el movimiento muscular se redujeron las complicaciones de la cirugía torácica.

Posteriormente esta máquina fue perfeccionada por Janeway y Green, haciéndola más sofisticada y permitiendo la ventilación del paciente independientemente de los esfuerzos realizados por este a través de la sincronización.[6]

En 1916, Melvin L. Severy, de Boston, EEUU, desarrolló y patentó un pulmón de acero de accionamiento mecánico con algunas ideas ingeniosas a través de un sistema elaborado de poleas y electroimanes, pero poco práctico por la incomodidad del paciente, por lo que tuvo poca transcendencia.[11]

Poco después, en la reunión de 18 de abril de 1918 de la sección Witwatersrand de la Asociación Médica Británica celebrada en Sudáfrica, el médico W. Steuart y el fisiólogo J.M. Rogoff presentaron el primer aparato destinado a efectuar ventilación mecánica durante periodos prolongados (figura 7).

Este aparato fue construido con el propósito de tratar a los niños que presentaban trastornos respiratorios a causa de la poliomielitis, enfermedad que en la primera mitad del siglo XX fue la principal causa de muerte por fallo respiratorio en niños y adultos jóvenes. Este aparato consistía en una cámara rígida y hermética, en cuyo interior se colocaba el tórax y el abdomen del niño, donde se aplicaba presión negativa intermitente a través de un fuelle controlado por un motor eléctrico.[11,12]

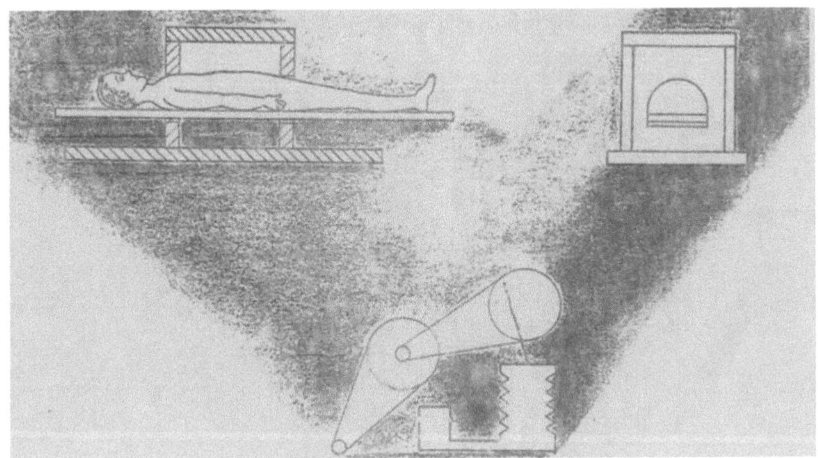

Figura 7. Aparato de Stewart y Rogoff.[9]

La tercera década del siglo XX se caracteriza por el predominio de los aparatos de ventilación por presión negativa en lo que a desarrollo se refiere. Todos trataban de mejorar las versiones anteriores de cara al tratamiento del fallo respiratorio producido por la poliomielitis. Así, en 192, el fisiólogo sueco Torsten Thunberg (1873 – 1952) introdujo su "barospirator", en el que había estado trabajando durante veinte años. En el baroespirador el paciente se colocaba dentro del tanque. La presión en el interior aumentaba y disminuía de forma rítmica por medio de un cilindro adjunto, lo que determinaba la entrada y salida de aire de los pulmones.[13]

Dos años más tarde, en 1926, Wilhelm Schwake en Oranienburg, Alemania, patentó su cámara neumática de carácter portátil. Schwake se preocupó por

---

[9] Documento público. Disponible en el enlace:
https://ia803004.us.archive.org/35/items/TheEvolutionOfIronLungsrespiratorsOfTheBody-encasingType/JhEmersonHistoryOfTheIronLung.pdf

el patrón respiratorio del paciente, y pensó que este ventilador, en el que el paciente manejaba el ritmo de la respiración, podría ayudar en este sentido.

En la cámara de Shwake la presión negativa era proporcionada por grandes fuelles manejados por el propio paciente como si fuera un acordeón. (figura 8). No era por tanto un dispositivo válido para pacientes gravemente enfermos.[13,14]

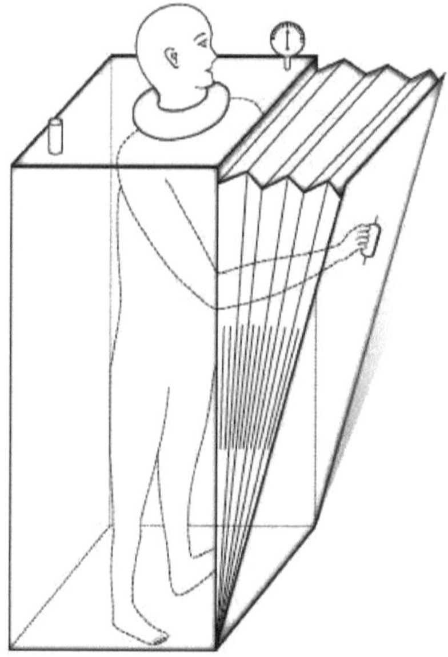

Figura 8. Cámara neumática de Schwake.[h]

Nos estamos acercando al final de los años veinte y durante este tiempo, en Estados Unidos, tiene lugar un acontecimiento muy importante en el desarrollo de la ventilación mecánica. En 1928 la New York Consolidated Gas Company l encargó al ingeniero Philip Drinker (1894 - 1972) y al fisiólogo de la Harvard

School of Public Health, Louis Agussiz Shaw (1886 – 1940), desarrollar el primer respirador de presión negativa para uso prolongado en el continente americano, el cual resultó todo un éxito durante la epidemia de polio que cerró los agitados años veinte en Estados Unidos. Con la ayuda del pediatra Charles F. McKhann crearon el denominado Pulmón de Acero (figura 9).

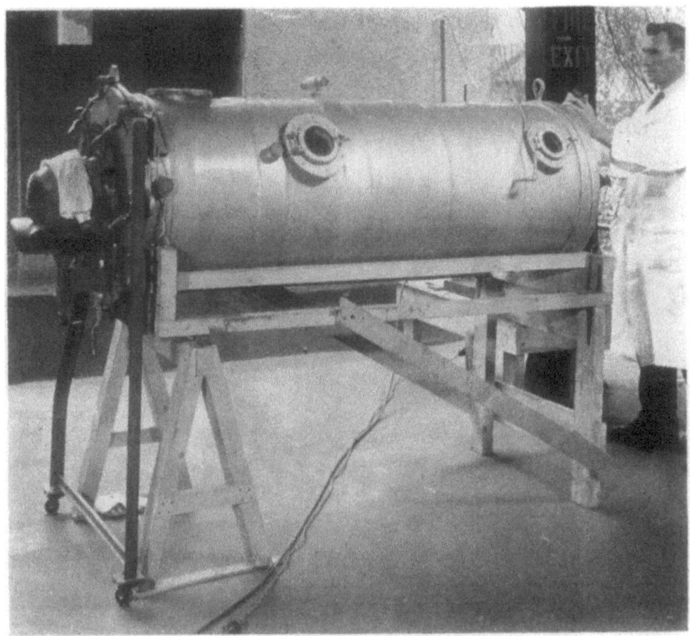

Figura 9. Pulmón de acero de Drinker.[i]

El diseño era muy parecido al de la "spirophore" de Woillez: un cilindro de chapa metálico sellado en un extremo, y abierto por el otro extremo, donde estaba dispuesta una tapa plana a la que se unía un collar de goma por el que sobresalía el cuello y la cabeza del paciente. En el interior del tanque el paciente yacía en un marco recubierto por colchón. El cierre hermético entre

---

[i] Fotografía reproducida del artículo original: Drinker P, Shaw LA. An apparatus for the prolonged administration of artificial respiration. I. A Design for Adults and Children. J Clin Invest. 1929;7(2):229-47.

el cilindro y la tapa se logró con cerraduras refrigeradoras comerciales. Los lados del cilindro tenían unas ventanas circulares de tipo barco para la observación de los pacientes. Otras pequeñas aperturas selladas fueron incorporadas para el uso de manómetros, tensiómetros o estetoscopio.[13]

En el interior las presiones eran generadas por pistones neumáticos (en un primer momento, y por ventiladores eléctricos en versiones más modernas) que alternativamente lograban producir presiones positivas y negativas en el interior del cilindro hueco. A través de estas variaciones en la presión se conseguía producir suaves movimientos de aspiración y espiración.[1,15]

Sin embargo, presentaba los mismos inconvenientes que los otros respiradores de tipo tanque: era pesado, difícil de manejar y dificultaba los cuidados de enfermería. A pesar de sus limitaciones salvó muchas vidas durante las epidemias de poliomielitis de los años 1920 y 1930, construyéndose un gran número y extendiéndose su uso por todo el mundo.[1]

En 1931 otra grave epidemia de polio animó a la J.H. Emerson Company de Cambridge, en Massachussets, a construir una versión del pulmón de acero más simplificada y mejorada (figura 10). Este nuevo modelo era más silencioso, contaba con velocidades variables de ventilación, repuestos intercambiables, y se podía accionar manualmente en caso de fallo del suministro eléctrico. Asimismo, era más barato, por lo que este modelo se convirtió en el arquetipo y referente de todos los ventiladores artificiales de este tipo, siendo el soporte principal para el tratamiento de los pacientes con parálisis respiratoria hasta la reintroducción en los años cincuenta de la ventilación por presión positiva.[16]

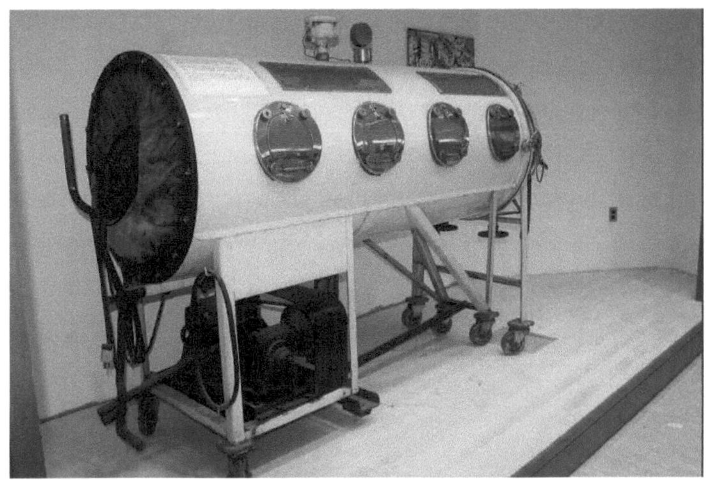

Figura 10. Pulmón de acero de Emerson.[j]

El pulmón de acero de Drinker construido para su uso en terapias prolongadas puede considerarse el comienzo de la Edad Antigua de la Ventilación Mecánica No Invasiva (VMNI) moderna. La mejora posterior de Emerson fue acusada de violar las patentes de Drinker, pero las denuncias no prosperaron y el pulmón de acero de Emerson continuó su desarrollo. Ante la posibilidad de permanecer en un hospital de forma indefinida por las secuelas respiratorias de la poliomielitis, diversos centros intentaron la puesta en marcha de programas de ventilación mecánica en casa, por lo que los pulmones de acero y sus variantes (ponchos y corazas) se convirtieron en las bases de los primitivos programas de ventilación mecánica domiciliaria.[17]

A pesar de los buenos resultados de los pulmones de acero, el debate entre partidarios de ventilación por presión negativa y partidarios de ventilación por presión positiva seguía vigente. En el ámbito quirúrgico había un predominio

[j] Pulmón de acero. Fuente: Colección de Historia de Enfermería "Josephine A. Dolan". Escuela de Enfermería de la Universidad de Connecticut. Con permiso

de la ventilación por presión positiva, ya que los pulmones de acero no estaban diseñados para su empleo en quirófano. En este sentido, en 1940 la AGA Company produjo el primer modelo comercial del Spiropulsator (figura 11), un respirador que aplicaba presión positiva intermitente en la vía aérea y sobre el que habían estado trabajando durante los años treinta los ingenieros suecos Paul Frenkner (¿? – 1967) y Emil Anderson, junto al cirujano cardiovascular y torácico Clarence Crafoord (1899 – 1984).[18]

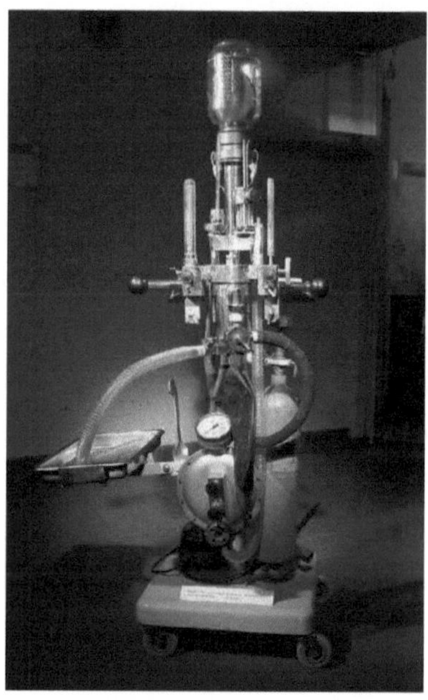

Figura 11. Spiropulsator.[k]

Crafoord había tenido como profesor a Knut Harald Giertz (1876 – 1950), partidario de este tipo de ventilación considerada más simple y segura que el método de presión diferencial descrito por Sauerbruch. El spiropulsator incorporaba el motor de una aspiradora para su funcionamiento y el

[k] Fotografía del respirador "Spiropulsator". Imagen cortesía del museo de anestesia del Hospital de Besançon, Francia. Reproducida con permiso. Disponible en el siguiente enlace: https://www.chubesancon.fr/museum/museum_200710/aga_37.jpg.

mecanismo de luz intermitente empleado en las boyas náuticas aplicado en este modelo para la administración intermitente de gas. Hay que señalar que Crafoord posteriormente modificó su uso para la administración de gas anestésico (ciclopropano) acompañando al flujo de gas fresco.[6]

La declaración de la Segunda Guerra Mundial en 1939 hizo que el Spiropulsator no pudiera ser exportado desde Suecia, por lo que en diferentes países como Noruega y Reino Unido se fabricaron nuevos respiradores basándose en el modelo sueco: en Noruega de la mano de Ernst Trier Mörch (1908 – 1995), y en Reino Unido de la mano de J.H. Blease (1906 – 1985).[6]

Ambos modelos fueron fabricados con el objetivo de ser empleados en el ámbito quirúrgico, principalmente en la cirugía de tórax.

En Reino Unido J.H. Blease patentó entre 1939 y 1960 al menos 19 inventos relacionados con el equipamiento anestésico. Cabe destacar en este estudio el desarrollo del "Pulmoflator", cuyo prototipo se presentó en 1947 y sobre el que a posteriori se llevaron a cabo varias modificaciones. El pulmoflator (figura 12) consistía en un ventilador portable de presión positiva intermitente, el cual operaba bajo el principio de "bag in the bootle", es decir una bolsa inflable en el interior de un recipiente rígido que limita su expansión. El aire era conducido desde un compresor a una bomba de vacío rotativa accionado por una correa impulsada por un motor eléctrico. A través de un sistema de válvulas se controlaba la presión mínima y máxima y la frecuencia de ciclado era controlada por la velocidad del motor, mientras que la relación inspiración: espiración era controlada por las características de la leva. Los mecanismos valvulares y de la leva fueron incorporados de la tecnología automovilística y de la aviación.[19]

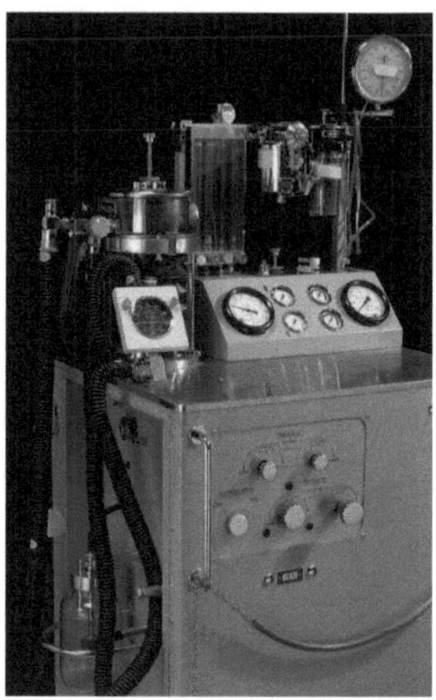
Figura 12. Pulmoflator de Blease.[i]

Ray V. Bennett (1922 – 1966), un ingeniero que trabajaba para la fuerza aérea estadounidense, diseñó la válvula de demanda de oxígeno capaz abrirse con el aumento de presión durante la inspiración y cerrarse al caer a cero durante la espiración. La válvula, y el sistema de ventilación que permitió llevar a cabo, fueron muy útiles para una aviación militar necesitada de volar a grandes alturas. Tras el final de la Segunda Guerra Mundial, el propio Bennett junto a Albert Bower adaptó estos conceptos a su uso en tierra con fines pacíficos, permitiendo el desarrollo de la ventilación de presión positiva intermitente (IPPV). Entre 1948 y 1949 Bennett y Bower aplicaron IPPV de forma prolongada a pacientes con fallo respiratorio agudo afectados de poliomieltis en Los Ángeles, California. Obtuvieron una tasa de supervivencia del 83%,

---

[i] Fotografía del Pulmoflator de Blease, modelo P.11. Imagen de dominio público. Créditos CC BY 4.0. Disponible en el siguiente enlace:
https://collection.sciencemuseumgroup.org.uk/objects/co76056/blease-pulmoflateranaesthetic-ventilation-with-blease-pulmoflator-anaesthetic-machine-anaesthesiageneral.

cuatro veces más alta que la obtenida en los años treinta (en torno al 20%) con el empleo de los pulmones de acero. [20, 21]

Previamente, en 1947, Mörch había diseñado su ventilador de presión positiva en Noruega y que introduciría más adelante en EEUU, tratando de llevar al continente americano de nuevo el concepto de ventilación por presión positiva. Este ventilador permitía la inhalación tanto de aire como de oxígeno humidificado, y fue empleado con éxito durante cirugías abdominales. Fue el primer ventilador moderno de tipo volumétrico, ya que fue el primero en utilizar la energía eléctrica para su funcionamiento, e incorporó varias evoluciones durante los años cincuenta.[4,6]

En 1951 hubo una conferencia internacional de poliomielitis en Copenhague a la que asistieron la mayoría de los expertos en polio del mundo. El verano siguiente, en 1952, Copenhague experimentó una epidemia de polio terrible, probablemente provocada por el transporte de virus de la polio a dicha ciudad durante la conferencia del año anterior. Esta epidemia marcó un antes y un después en la historia de la ventilación mecánica.[10,22]

6.2.- Copenhague 1952: la superioridad de la ventilación por presión positiva. Nacimiento de las unidades de cuidados intensivos.

Durante la primera mitad del siglo XX hemos visto un predominio de la ventilación por presión negativa a través de los respiradores tipo coraza, tipo tanque o pulmones de acero. Sin embargo, también se han producido avances en el ámbito de la ventilación por presión positiva, tanto no invasiva, como el primer pulmotor de Dräger, o el ventilador de Green y Janeway, como invasiva a través del ventilador de Mörch.

La superioridad de la ventilación por presión positiva quedó definitivamente demostrada durante la epidemia de poliomielitis de Copenhague en 1952. En el punto álgido de la epidemia, 50 pacientes al día ingresaban en el Hospital de Enfermedades Infecciosas de Blegdam. Muchos de estos pacientes presentaban parálisis de los músculos respiratorios o parálisis bulbar. La mortalidad en estos pacientes era muy alta (>80%), En esos momentos, la mayoría de los médicos creían que los pacientes estaban muriendo de insuficiencia renal causada por una viremia sistémica abrumadora; Esta conclusión estaba basada en los síntomas terminales de los pacientes: sudoración excesiva, hipertensión y niveles elevados de dióxido de carbono en plasma.

Bjorn Ibsen (1915 – 2007), un anestesiólogo que se había entrenado en Boston en el laboratorio de Beecher, se dio cuenta de que estos síntomas no eran debidos a una insuficiencia renal, sino a una insuficiencia respiratoria. En base a ello recomendó realizar traqueostomía y ventilar con presión positiva, que se llevó a cabo a través de una ventilación manual con una bolsa.[23, 24] Lassen, que era médico jefe del hospital, en un principio rechazó este enfoque, pero pronto se aplacó cuando Ibsen demostró su eficacia en una niña de 12 años que se estaba ahogando con sus propias secreciones. Con la nueva modalidad ventilatoria, la mortalidad se redujo drásticamente, del 87% a aproximadamente el 40%, casi de la noche a la mañana.[10]

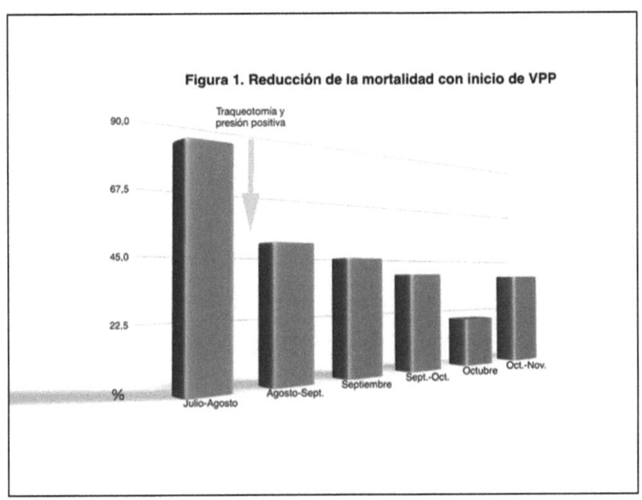

Figura 13. Ratio de mortalidad de la poliomielitis.[10]

Debido al elevado número de pacientes, la atención a los mismos supuso un importante problema logístico, ya que no había ventiladores de presión positiva. Un hecho anecdótico es que, por este motivo, cientos de estudiantes de medicina y enfermeros trabajaron sin descanso proporcionando la ventilación manual para ayudar al soporte de estos pacientes. En total, aproximadamente 1500 personas proporcionaron ventilación manual con un total de 165000 horas.[25,26]

Otro problema logístico fue el de cuidar a todos estos pacientes en un solo lugar. Se vio la importancia de agrupar dentro del hospital a los pacientes críticos para llevar a cabo sus cuidados de un modo más organizado, dando lugar a la primera unidad de cuidados intensivos tal como la conocemos hoy.[10]

A pesar de lo sucedido en Copenhague, los especialistas americanos no se convencieron de la superioridad de la ventilación por presión positiva por lo que, a diferencia de Europa, siguieron utilizando los pulmones de acero hasta los años sesenta.

Sin embargo, la utilidad de la ventilación por presión positiva y la necesidad de ventiladores mecánicos forzaron a la industria a desarrollar nuevos modelos.

A partir de aquí podemos clasificar los nuevos ventiladores que surgieron en cuatro generaciones, los cuales fueron mejorando evolutivamente el flujo de entrega, las válvulas de exhalación, el uso de microprocesadores, la sensibilidad de activación y la incorporación de nuevas modalidades como la ventilación mandatoria intermitente, la ventilación de alta frecuencia, la ventilación proporcional asistida, o la ventilación asistida ajustada neuralmente, entre otras.[10]

Vamos a tratar de describir las principales características de cada generación de ventiladores modernos sin profundizar demasiado en ello, ya que esto será objeto de otro trabajo más amplio.

6.3.- Generaciones de ventiladores mecánicos

6.3.1.- Primera generación

Esta primera generación abarca los primeros respiradores de presión positiva del siglo XX hasta mediados de los años setenta.

La característica principal o común de estos respiradores es que solamente controlaban el volumen de ventilación. Los máximos exponentes de esta generación son los ventiladores creados a partir de 1940. A su vez podemos clasificarlos en dos tipos:

1. Respiradores ciclados por volumen: Blease P3, Engström y Mörch Piston (figura 26).

2. Respiradores ciclados por presión: Bennett PR1 y PR2, Bird Mark 7 y 8 (Figuras 15).

A esta generación también pertenece el ventilador "Emerson postoperative", el cual combinaba ambas modalidades.[4,27]

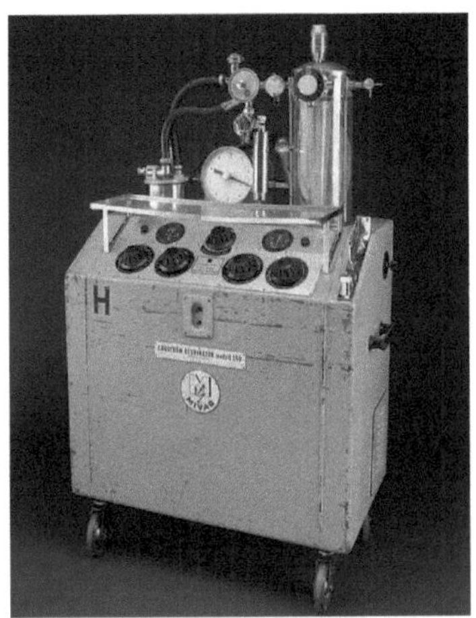

Figura 14. Respirador Engström modelo 150 (1955 – 1970).[m]

Esta primera generación no incorporaba presión positiva al final de la espiración (PEEP), la cual no se convirtió en un tratamiento estandarizado en UCI hasta la demostración de sus beneficios por parte de Ashbaugh et al en 1967.[28] Por este motivo, para aplicar PEEP con esta generación de ventiladores se empleaba un sistema anexo independiente. [4,27]

Limitaciones de esta primera generación:

1. Manométricos: No garantizaban el volumen de gas insuflado
2. Volumétricos: Necesidad de usar sedación-relajación
3. Escasa monitorización
4. Ausencia de alarmas
5. Riesgo importante de accidentes.[4]

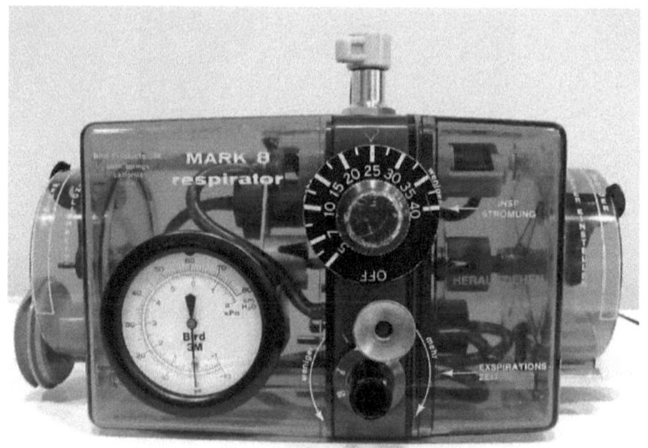

Figura 15. Bird Mark 8.[n]

Otros respiradores pertenecientes a esta generación son el Ohio 560, el narkomat de Dräger, y los Bird Mark 4, 10, 12 y 14.

6.3.2.- Segunda generación

La segunda generación de ventiladores comenzó con la introducción del Puritan Bennett MA-1 (figura 16) a principios de los años setenta. La principal peculiaridad de esta segunda generación es que presentan por primera vez la función de "trigger", es decir, la inspiración desencadenada por el paciente.[29]

Características principales:

    1.- Son electrónicos

    2.- La Programación de parámetros es más compleja: incluyen un panel de mando

    3.- Monitorización de:

        a. Presión

        b. Oxígeno

        c. Frecuencia respiratoria

        d. Ratio respiratorio (relación I/E)

        e. Temperatura

        f. Sensibilidad

Por otra parte, incluyen alarmas básicas como la alarma de presión alta, alta relación I/E o volumen corriente bajo.[27]

A esta segunda generación pertenecen además del Bennett MA-1 los siguientes respiradores: Bennett MA-2, Engström ECS 2000, Spiromat 760 K.B de Dräger, Ohio CCV/SIMV (figura 16), Bear 1,2 y 3, Monagham 225/SIMV, y Bio-Med IC-5 e IC-2. [4]

Los modos ventilatorios que incorporaron fueron: CMV, IMV, SIMV, PEEP, CPAP. Además, incluyen la pausa (plateau), el flujo pico (peak flow), la válvula espiratoria externa mecánica y unidireccional, así como el volumen asegurado.

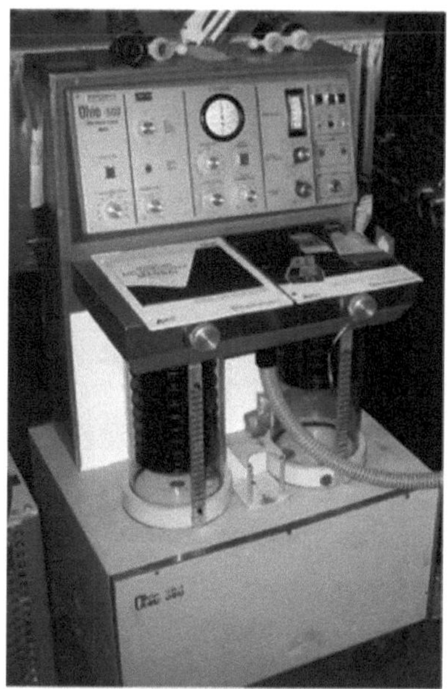

Figura 16. Ventilador Ohio 560.°

6.2.3.- Tercera generación

La singularidad más importante de esta tercera generación fue el control de la ventilación a través de un microprocesador.

A partir de los años 80 la computarización hizo su entrada en la ventilación mecánica. Las nuevas generaciones de respiradores ya no liberaban el volumen por un pistón u otro sistema mecánico, sino que la fuente de suministro venía de los gases a alta presión (oxígeno y aire comprimido) del sistema de conducción general del hospital, los cuales eran conducidos a un mezclador, sistema valvular, manorreductor y resistencia final interna. Un microprocesador al que se accede por los mandos del respirador, regula las

° Imagen cortesía de la 'American Association for Respiratory Care's Virtual Museum'.

funciones al controlar la apertura y cierre de la válvula electromagnética, resistencia interna, manorreductor… permitiendo numerosas posibilidades ventilatorias.

A esta generación pertenecen: Puritan Bennett 7200, Bear 1000 (figura 17), Servo 3000 de Siemens, Hamilton Veolar, Pulmosystem, o CPU de Ohmeda.

Características principales:

1. Controlados por microprocesadores
   a. Inclusión de Software
2. Válvulas solenoidales
3. Sensores de flujo y presión
4. Ciclado por tiempo, presión, volumen o flujo
5. Mezcladores de aire y oxígeno internos
6. Monitorización de múltiples parámetros
7. Curvas de flujo, presión, volumen y bucles
8. Potentes sistemas de alarma
9. Controles de seguridad.[27]

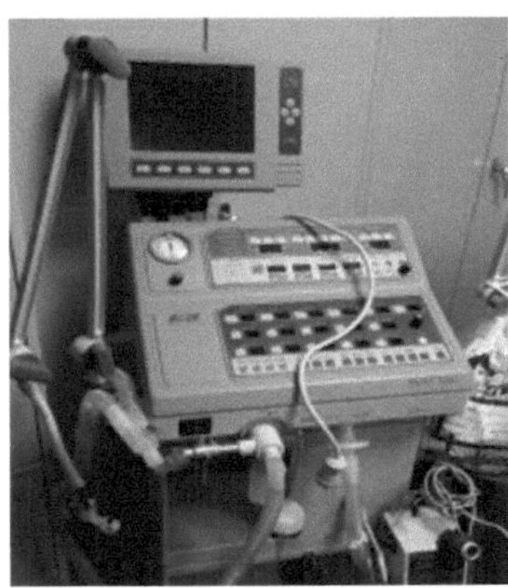

Figura 17. Respirador Bear 1000.

6.2.4.- Cuarta generación

Es la generación actual de ventiladores, la cual es la más completa y versátil jamás manufacturada. Durante esta era y como es lógico, se ha incrementado el número y tipo de ventiladores.

En España los principales modelos se recogen en la tabla I.

Marca	Nacionalidad	Modelo
Dräger	Alemania	Evita 2, Evita 4, Evita XL, Evita V60
Metronic	Irlanda	Puritan Bennet
Getinge	Suecia	Maquet Servo-i
Hamilton	Suiza	G5, C3, C1
General Electric	Estados Unidos	Carescape R860

Este punto ya no podemos considerarlo historia de la ventilación mecánica, sino presente.

Referencias

1.- Yano R, Gonzalo JA, Fernández M. Historia de la ventilación mecánica. En González A, Gonzalo JA, Del Blanco A, Coordinadores. Manual de ventilación mecánica en medicina intensiva, anestesia y urgencias. Oviedo: Imprenta Gofer; 2005: p.1-9.

2.- Braun N. Negative Pressure Noninvasive Ventilation (NPNIV): History, Rationale, and Application. En Basner RC, Parthasarathy S, editores. Nocturnal Non-Invasive Ventilation. Theroy, Evidence, and Clinical Practice. EEUU: Springer; 2015.p. 27-36.

3.- Cherian SM, Nicks R, Lord RS. Ernest Ferdinand Sauerbruch: Rise and Fall of the Piooner of Thoracic Surgery. World J Surg. 2001;25(8):1012-20.

4.- Kacmarek R. The Mechanical Ventilator: Past, Present, and Future. Resp Care. 2011; 56(8): 1170-80.

5.- París F, Bravo JL. Aportación europea a la especialidad de cirugía torácica. Contribución alemana. Rev Patl Respir. 2010;13(2):100-9.

6.- Somerson JS, Sicilia MR. Historical perspectives on the development and use of mechanical ventilation. AANA J. 1992;60(1):83-94.

7.- Brodsky JB, Lemmens HJ. The history of anesthesia for thoracic surgery. Minerva Anestesiol. 2007;73(10):513-24.

8.- Chopin C. L´histoire de la ventilation mécanique: des machines et des hommes. Réanimation. 2007 (16): 4-12.

9.- Barns E. It began with the Pulmotor. One hundred years of Artificial ventilation. Lübeck: Dräger Medica; 2000.

10.- Slutsky AS. History of Mechanical Ventilation. From Vesalius to Ventilator-induced Lung injury. Am J Respir Crit Care Med. 2015: 191(10): 1106-15.

11.- Woollam CH. The development of apparatus for intermittent negative pressure respiration. Anaesthesia. 1976;31(4):537.47.

12.- Rolando Neri JZ. Historia de la ventilación mecánica. En: Cruz F, Fajardo G, Navarro FP, Carillo R, eds. Ventilación Mecánica. México: Alfil; 2013. p.1-9.

13.- Woollam CH. The development of apparatus for intermittent negative pressure respiration. (2) 1919-1976, with special reference to the development and uses of cuirass respirators. Anaesthesia. 1976;31(5):666-85.

14.- Gay R. La ventilation artificielle, naissance et développements. La Lettre du Pneumologue. 2006; 9(5):182-6.

15.- Meyer JA. A practical mechanical respirator, 1929: the "iron lung". Ann Thorac Surg. 1990;50(3):490-3.

16.- Bause GS. Emerson Respirator or "iron lung". Anesthesiology. 2009; 110(4):812.

17.- Díaz S, Mayoralas S. La ventilación mecánica non invasiva moderna cumple 25 años. Arch Bronconeumol. 2013;49(11):475-9.

18.- Lundberg S. Thoracic anaesthesia and intensive care. En Olin C editor. Thoracic and Cardiovascular Surgery at the Karolinska Institute. Suecia: Nordisk Bokindustri AB;1979.p.6-19.

19.- Mckenzie AG. The inventions of John Blease. Br J Anaesth. 2000;85:928.35.

20.- Salas DA. Breve historia de la ventilación mecánica asistida. Acta académica. 2000; Vol 1: 89-91.

21.- Trubuhovich RV. On the very first, successful, long-term, large-scale use of IPPV. Albert Bower and V Ray Bennett: Los Ángeles, 1948-1949. Crit Care Resusc. 2007;9(1):91-100.

22.- Iglesias NR. Antecedentes históricos, conceptuales y contextuales sobre ventilación mecánica artificial y el proceso de destete. Mediciego. 2011;17(1).

23.- West JB. The physiological challenges of the 1952 Copenhagen poliomyelitis epidemic and a renaissance in clinical respiratory physiology. J Appl Physiol. 2005;99(2):424-32.

24.- Ibsen B. The anaesthetist's viewpoint on the treatment of respiratory complications in poliomyelitis during the epidemic in Copenhagen, 1952. Proc R Soc Med. 1954;47(1):72-4.

25.- - Sykes MK, Bunker JP. The anesthetist and the fever hospital. En Sykes MK, Bunker JP editores. Anaesthesia and the practice of medicine: historical perspectives. London: The Royal Society of Medicine Press; 2007.p161-71.

26.- Young JD, Sykes MK. Artificial ventilation: history, equipment and techniques. Thorax. 1990;45:753-8.

27.- Fairley HB, Hunter DD. The performance of Respirators Used in the Treatment of Respiratory Insufficiency. Can Med Assoc J. 1964; 90(25): 1397-406.

28.- Guillette MA, Hess DR. Ventilator-induced lung injury and the evolution of lung-protective strategies in acute respiratory distress syndrome. Resp Care. 2001. 46(2): 130-48.

29.- Marini JJ. Mechanical ventilation: past lessons and the near future. Crit Care. 2013;17 Suppl 1:s1.

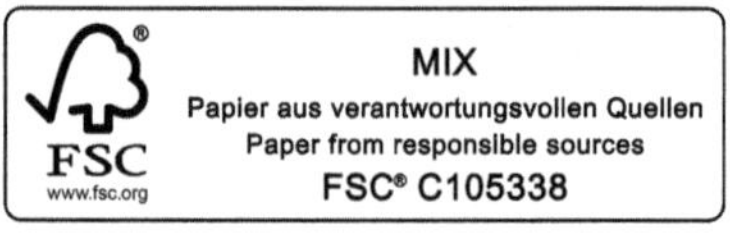

Printed by Books on Demand GmbH, Norderstedt / Germany